Gemütlichkeits-pfunde ade

Gemütlichkeits-pfunde ade

Gewohnheiten ändern

Abnehmen

Fitter werden

von Birgit Rathay

mit Motivationshund Toni

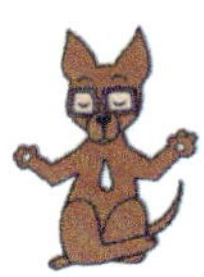

gezeichnet von Madeleine Steinbock

Impressum

1. Auflage

Herausgeberin und Gesamtverantwortliche:

Birgit Rathay
An den Röthen 84
97080 Würzburg
info@birgit-rathay.de

Gestaltung: Illustrationen (Toni) Madeleine Steinbock, Buchcover und Grafiken (mit Canva) Birgit Rathay

Fotos: Frank Zauritz

Lektorat: Yvonne Kraus

Inhalt

Vorwort

Machst du es dir auch gerne einmal so richtig gemütlich? Ich schon. Für mich gibt es nichts Schöneres, als von Zeit zu Zeit alle viere von mir zu strecken und zu genießen, was mein Herz begehrt. Allerdings achte ich darauf, dass ich es nicht übertreibe mit der Gemütlichkeit. Sonst bekomme ich das, was uns allen passiert, wenn wir es zu gut mit uns meinen: Gemütlichkeitspfunde! Nein, die will doch kein Mensch. Und du auch nicht. Deswegen hältst du jetzt dieses Buch in deinen Händen. Darüber freue ich mich wirklich sehr.

Wie kam ich eigentlich dazu, mich mit diesem Thema zu beschäftigen?

Im Sommer 2021 beschloss ich, mir ein Urlaubssouvenir der besonderen Art mitzubringen. Eines, das 5 kg wiegen sollte. Mit dem glänzenden Edelmetall hat das zwar wenig zu tun, aber Hüftgold sollte es sein. Damit das gut klappt, habe ich gefuttert, dass die Schwarte krachte. Und ich gebe es zu: Lange musste ich mich nicht daran gewöhnen, um zu einem Schlemmermonster zu mutieren. Mit jedem Röllchen, das es sich an meinem Bauch gemütlich machte, wuchs gleichzeitig auch meine Angst: Werde ich das wieder los?

Nein, behalten wollte ich das nicht. Was in sechs Wochen raufkam, sollte in sechs Wochen wieder runter. Das und nichts anderes war mein Plan. Aber nicht durch Verzicht oder Darben. Ich wollte ebenso genussvoll wieder abnehmen, wie ich zugenommen hatte. »Abnehmen wie im Schlaraffenland« war meine Devise. Klingt nicht nur paradox, sondern eigentlich nach einem Ding der Unmöglichkeit. Wenn du jetzt schon Milch und Honig fließen siehst und scharenweise gebratene Tauben, die nur so in meinen Mund flatterten, muss ich dich enttäuschen. Nein, ganz so üppig funktioniert Abnehmen natürlich nicht. Auch nicht bei mir.

Warum macht man denn so etwas, fragst du dich jetzt?

Ich habe es gemacht, um etwas ganz Bestimmtes am eigenen Leib zu spüren: nämlich, wie sich meine Klienten fühlen, wenn sie zu mir kommen. Ich habe täglich mit

Gemütlichkeitspfunden zu tun. Oder mit Anti-Gemütlichkeitsaktivitäten. So könnte man Sport auch nennen. Ich bin Personal Trainerin. Und Motivationscoach. Zu mir kommen Menschen, die fitter werden, sich gesünder ernähren oder abnehmen möchten. All diejenigen, die das alleine nicht so gut hinbekommen. Deswegen dieses Experiment.

Kein Mensch nimmt hoffentlich in so kurzer Zeit so viel zu, wie ich das gemacht habe. Aber für mich musste es so krass sein. Denn Extreme führen nun einmal zu einem ganz anderen Erleben als ein seichtes, unbemerktes Dahinplätschern. Du bist gespannt, ob ich es geschafft habe, diese 5 kg wieder loszuwerden? Fast. Rauf ist immer leichter als runter. Da erzähle ich dir sicherlich nichts Neues. Wie es mir im Detail ergangen ist, das kannst du dir gerne auf meinem YouTube-Kanal anschauen: https://www.youtube.com/c/BirgitRathay.

Ursprünglich hatte ich vor, ausschließlich über das Experiment zu berichten und meine Erfahrungen als kleines E-Book zu veröffentlichen. Dass daraus jetzt ein Buch entstanden ist, habe ich meinem Buchcoach Yvonne Kraus zu verdanken. Ihr widme ich dieses Buch. Ohne sie würde es dieses Werk nämlich nicht geben. Ich hätte nie gedacht, dass ich überhaupt in der Lage sein würde, ein Buch zu verfassen.

Schreiben ist ein Prozess, der sich verändert, und so ist mir im Laufe der ersten Kapitel klar geworden, dass es nicht nur um meine Erfahrungen aus dem Experiment gehen kann. Es gibt genügend Menschen, die ein paar Gemütlichkeitspfunde loswerden möchten. Doch bei vielen geht es nicht nur um eine Feinkorrektur. Nach einem Urlaub oder üppigen Festtagen kann man mit dem richtigen Know-how relativ schnell wieder in die Spur kommen. Was aber, wenn es sich die überschüssigen Kilos schon etwas länger auf den Hüften bequem gemacht haben? Dann sind sie garantiert nicht mal eben entstanden, sondern weil sich ganz bestimmte Verhaltensmuster eingeschlichen haben. Muster, die keine Diät auflösen kann und die vielleicht auch nicht in sechs Wochen verschwinden. Und deswegen bin ich noch einmal tiefer in die Materie eingetaucht. Es geht in diesem Buch auch um mentale Arbeit und um das Verändern von Gewohnheiten. Jede Verhaltensänderung beginnt im Kopf, und wenn du nicht etwas intensiver hinter die Kulissen schaust, kann dein Abnehmerfolg bestenfalls ein kurzer sein. Deswegen funktionieren die meisten Diäten auch nicht. Denn der Kopf isst immer mit.

Doch wie erkläre ich die komplizierten neuronalen und Stoffwechselzusammenhänge so, dass du Lust hast, das zu lesen? So, wie ich das gerne mache: kurz, knackig, verständlich, mit Geschichten, praktischen Beispielen und Metaphern. Und vor allem mit einer Prise Humor. Also, wenn du Augenzwinkern magst, wirst du in diesem Buch zusätzlich auf deine Kosten kommen. Nicht zuletzt soll Toni – unser vierbeiniger Coverheld – für das eine oder andere Schmunzeln sorgen.

Nur zum Spaß machen wir das aber nicht. Wir wollen auch Ergebnisse erreichen. *Du* willst Ergebnisse erreichen. Also werde ich dich zwischendurch auch immer wieder aus der Reserve locken. Womit? Mit Aufgaben. Das geht einfach nicht anders. Ich kann da nicht aus meiner Haut. Du weißt, ich bin Personal Trainerin. Eine Antreiberin. Einer meiner langjährigen Klienten hat sogar einen besonders schönen Begriff für mich parat. Den benutzt er ausnahmslos jedes Mal zur Begrüßung, wenn wir zum Training verabredet sind. Kaum klingele ich an seiner Tür, geht es rund. Sammy ist in Windeseile und mit tosendem Gebell da. Nein, nicht mein Klient. Das ist seine Golden-Retriever-Hündin. Sie schlägt sofort an, sobald es bimmelt, und wartet darauf, dass Herrchen die Tür öffnet. Genauso wie ich. Ich warte zusätzlich aber auf etwas anderes. Und zwar auf diesen Satz: »Sammy, hör auf zu bellen! Das ist doch nur der Quälgeist.« Herrlich! Wenn dieser Satz mal fehlen würde, würde ich mir nicht nur Sorgen machen: Ich wäre zutiefst enttäuscht. Kaum öffnet sich die Tür, antworte ich schon mal lachend: «Guten Tag, ich möchte gerne mit Ihrem Schweinehund Gassi gehen.« (Damit meine ich aber nicht Sammy.) Keine Sorge, ich verstehe mich super mit meinem Klienten. Aber nun weißt du Bescheid. Ich bin ein »Quälgeist«. Und so ein kleiner Quälgeist werde ich auch an der einen oder anderen Stelle in diesem Buch sein. Denn ohne Machen und Tun kannst du keine Erfolge feiern. Du musst in die Puschen kommen. Und ich helfe dir gerne dabei. Du wirst schon von weitem erkennen, wenn es so weit ist und ich »an deiner Tür« klingele. Nämlich immer, wenn du dieses Toni-Symbol siehst:

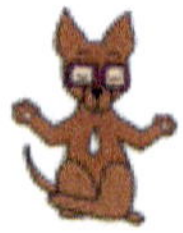

Stell dir vor, dass ich dann auf der Matte stehe und sage: »Auf geht's!« Und ganz ehrlich: Einen Personal Trainer haben doch viele. Aber wer kann schon von sich behaupten, einen *Personal Quälgeist* zu haben?

Ich wünsche dir viel Spaß beim Lesen und vor allem, dass du danach sagen kannst: »Gemütlichkeitspfunde ade!«

Einleitung

Was sind eigentlich Gemütlichkeitspfunde?

Ganz egal, ob es sich um zwei, drei, fünf, zehn oder mehr Kilo handelt, ob sie nur mal eben kurzfristig entstanden sind oder schon seit Jahren bestehen: Wenn ich von Gemütlichkeitspfunden rede, meine ich immer überschüssiges Körperfett. Was sonst? Das ist es doch, was du gerne loswerden möchtest, oder? Aber aufgepasst: Meinen wir wirklich das Gleiche? Hier lauert nämlich eine Denkfalle. Und davon gibt es viele. Was nützt es dir zum Beispiel, 2 kg zu verlieren, wenn es nicht das Körperfett ist, das schwindet, sondern Körperwasser und deine wertvolle Muskelmasse? Das hat fatale Auswirkungen auf deinen Stoffwechsel. So wie Inaktivität auch. Musst du nun ganz viel Sport machen, oder was hilft denn wirklich, wenn du abnehmen möchtest? Vor allem, wenn es effektiv und nachhaltig sein soll?

Irgendwie weiß jeder Bescheid, und trotzdem stelle ich fest: Es gibt so viel Halbwissen. Natürlich ist es darüber hinaus auch nicht so einfach, die komplexen Zusammenhänge zu verstehen. Und ganz ehrlich, wer hat schon wirklich Lust, sich durch die Fachliteratur zum Thema Biochemie und Stoffwechsel zu kämpfen? Das kann ganz schön ermüdend sein. Ich spreche da aus Erfahrung im doppelten Sinn: Wenn ich es mir selbst aneigne und wenn ich es vermitteln möchte. Ich brauche nur anzusetzen, und nach wenigen Sätzen sehe ich schon, wie meine Klienten das Gähnen anfangen. Das ist zu viel, oft zu kompliziert, das will keiner im Detail wissen. Erschwerend kommt hinzu, dass in meiner Branche (Sport, Fitness, Ernährung, Abnehmen) ständig neue Trends um die Ecke kommen. Heute ist das die Zauberformel und morgen das. Wie werden wir endlich schlanker, schöner und fitter? Das scheint gefühlt jeden zu interessieren. Aber wie klappt es denn nun (endlich) wirklich?

Zunächst einmal über das Verstehen. Was wir verstehen, verinnerlichen wir besser. Was wir verinnerlichen, setzen wir konsequenter um. Und wenn wir etwas oft genug tun, denken wir nicht mehr darüber nach, ob wir es überhaupt tun sollen.

Im ersten Teil des Buches (ab Seite 17) gehe ich hauptsächlich auf all das ein, was wichtig zu verstehen ist, wenn es um das Abnehmen geht. Einem Vollständigkeitsprinzip folgt das aber nicht. Ich habe die Themen ausgewählt, bei denen aus meiner praktischen Erfahrung als Trainerin die meisten Missverständnisse auftreten. Schau auch gerne immer wieder ins Glossar (Seite 154), wenn im Buch Begriffe auftauchen, die dir unbekannt vorkommen oder für die du dein Wissen auffrischen bzw. überprüfen möchtest.

Zum besseren Verständnis habe ich immer praktische Beispiele aus meinem Trainerinnenalltag gewählt. Verpackt in Geschichten oder auch mal als Rechenvariante. Die Zusammenhänge erkläre ich gerne anhand von Metaphern und Bildern. Denn das funktioniert super. Ich freue mich immer diebisch, wenn ich bei meinen Klienten bemerke: JETZT hat es Klick gemacht. Das Grundprinzip wurde verstanden. Und wenn wir schon unsere »eigene Sprache« entwickeln und meine Klienten sagen: »Gestern war kein guter Tag. Ich habe nur *Löschblätter* gegessen«, nimmt das dem Ganzen auch mal die Schwere. Oh, ich weiß, dass du jetzt neugierig geworden bist. Und soll ich dir was verraten? Das war pure Absicht.

Im zweiten Teil des Buches (ab Seite 87) wird es richtig spannend, weil es dort um etwas geht, das dir gar nicht so bewusst ist. Wie heißt es immer so schön? du musst deine Ernährungsgewohnheiten ändern, wenn du auf Dauer erfolgreich abnehmen möchtest. Dieser Teil ist insbesondere für dich interessant, wenn du schon seit längerer Zeit versuchst, deine Gemütlichkeitspfunde loszuwerden. Und für dich, wenn du mit Diäten gescheitert bist und keine Lust mehr auf eine neue Trend-Diät hast. Und für dich, wenn du das Thema Abnehmen schon an den Nagel gehängt hast, weil du glaubst, das funktioniert bei dir eh nicht.

Ja, aber wie kann es denn funktionieren? Natürlich ist es leichter gesagt als getan. Daran sind schon so viele gescheitert. Stimmt. Und ein Erfolgsgarant ohne eigenes Zutun ist auch dieses Buch nicht. Es gibt kein Knöpfchen, das du nur drücken musst, und schon gelingt alles wie von Zauberhand. Aber das Buch kann dir dabei helfen, neue Möglichkeiten und Wege für dich zu entdecken. Denn ein Stück weit kannst du ja gar nichts dafür – und es ist ganz normal –, dass es dir schwerfällt, eine Veränderung herbeizuführen. Bist du jetzt beruhigt oder verwundert? Wahrscheinlich beides. Fakt ist, du bist, was du tust. Und vieles, was du tust, läuft automatisch ab. Unbewusst, wie bei einem Autopiloten. Und in einer ganz bestimmten neuronalen Abfolge. Dann sind wir ferngesteuert und reagieren auf äußere Reize. Wir sind in gewisser Weise Roboter und folgen immer dem gleichen Muster. Kennst du den Film »Und täglich grüßt das Murmeltier«? So ähnlich kannst du dir das vorstellen.

Was aber, wenn du auf einmal das Programm entschlüsseln kannst, wenn du die Programmiersprache verstehst und dein eigenes, neues Programm schreibst? Genau darum geht es im zweiten Teil des Buches. Es geht um Gewohnheiten. Du wirst erfahren, dass Gewohnheiten weit mehr sind als nur Routinen. Aber auch, wie sie ablaufen und wie du sie verändern kannst. Nicht nur theoretisch, sondern anhand von zwei ganz praktischen Beispielen aus meinem Trainerinnenalltag. Tanja und Karsten (Namen geändert) zeigen dir, wie du eine schlechte Ernährungsgewohnheit loswerden kannst. Schritt für Schritt und gut nachvollziehbar. Das Beste aber ist, dass du wieder direkt mitmachen kannst, wenn du auch hier die Aufgaben am Ende des jeweiligen Kapitels löst. Mit den zusätzlichen Tipps wird es dir gut gelingen.

Und natürlich ist Toni – unser Motivationshund – immer mit von der Partie. Er soll dich aufmuntern und stets dafür sorgen, dass du mit einem kleinen Lächeln im Gesicht über die Zeilen fliegst.

Auf geht's – eine spannende Reise wartet auf dich. Ich wünsche dir viel Erfolg!

Teil 1 – Gut zu wissen: Was für erfolgreiches Abnehmen wichtig ist

Gewicht ist nicht gleich Gewicht

Was bedeutet erfolgreiches Abnehmen?

Hast du schon mal eine Diät gemacht? Oder soll ich lieber fragen: Wer nicht?

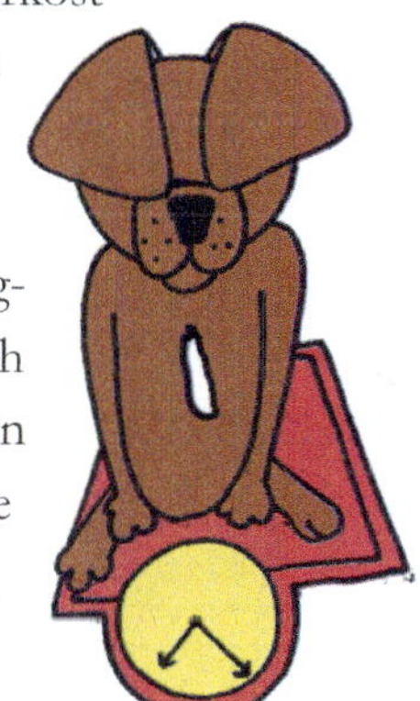

Wir alle haben es doch irgendwann schon einmal mit Schmalspurkost versucht, um das eine oder andere Kilo loszuwerden. Und je nachdem, wie konsequent du dich an die Vorgaben hältst, kann dann auch wirklich der Zeiger auf der Waage rasant nach unten gehen. 2 kg in einer Woche? Vor allem am Anfang locker möglich. Vielleicht weniger, vielleicht aber auch mehr. Das hängt auch ein wenig von deinem Ausgangsgewicht ab und davon, wie dein Stoffwechsel auf Zack ist. Freust du dich eigentlich, wenn die Pfunde schnell purzeln? Wenn du nicht so lange darben musst, bis du dein Ziel erreicht hast? Und wenn ich dich frage, was dein Abnehmziel ist, hast du bestimmt gleich eine ganz bestimmte Zahl im Kopf, oder? Ich wette, du musst noch nicht einmal lange überlegen, und es kommt wie aus der Pistole geschossen.

Warum ich mir da so sicher bin? Weil das bei meinen Klienten immer der Fall ist. Vorausgesetzt, sie haben das Ziel abzunehmen. Ich setze gerade mit der Frage an, und dann kommt es schon: 5 kg sollen weg! Bähm. Oder sie sagen es mir sowieso schon von ganz allein. Wieviel es letztendlich auch immer ist, diese Zahl schwebt über den Köpfen aller Abnehmwilligen. Und an ihr wird der Erfolg bemessen. Und natürlich – am besten täglich – durch Wiegen kontrolliert. Die Waage lügt nämlich nicht. Sie verrät dir ganz eindeutig, ob du abgenommen hast oder nicht.

Aber aufgepasst: Hier lauert eine Denkfalle. Schauen wir uns doch einmal die folgenden zwei Beispiele aus meinem Trainerinnenalltag an:

Klientin 1
»Ich habe in 6 Wochen 6 kg abgenommen. Ist das nicht fantastisch? Meine Diät hat funktioniert.«
»Super. Und was genau hast du gemacht?«
»Ich habe nicht mehr als 800 kcal täglich gegessen.«
»Okay, dann lass uns doch einmal checken, was die Körperwaage im Detail dazu sagt.«

Klientin 2
»Ich habe in 12 Wochen nur 3 kg abgenommen. Nicht viel, oder? Dafür konnte ich mir aber eine kleinere Jeansgröße kaufen.«
»Herzlichen Glückwunsch. Dann hast du wohl alles richtig gemacht. Ich bin mir sicher, die Körperwaage wird deinen Erfolg bestätigen.«

Moment mal! Wie kann das sein, dass Klientin Nr. 1 womöglich weniger erfolgreich sein soll als Klientin Nr. 2? Sie hat doch doppelt so viel Gewicht verloren! Und das in der Hälfte der Zeit.

Auf das Körperfett kommt es an

Wenn du jetzt stutzt, ist das vollkommen normal. Denn worauf wir fast immer schielen, wenn wir abnehmen wollen, ist der reine Gewichtsverlust in Kilogramm. Das ist für die meisten Menschen das Maß aller Dinge. Wie aber setzt sich der Gewichtsverlust denn zusammen, das ist hier die entscheidende Frage. Du möchtest doch deine Gemütlichkeitspfunde loswerden, oder? Die kleinen Schwimmringe, den leichten Hüftspeck oder das, was sich sonst noch an den unmöglichsten Stellen angesammelt hat. Das Körperfett soll weg, um den Übeltäter mal beim Namen zu nennen. Das und sonst nichts!

Leider ist das nicht ganz so einfach. Denn eine negative Energiebilanz (die du ja in einem gewissen Maß benötigst, um abzunehmen) löst immer einen evolutionären Schutzmechanismus im Körper aus. Ja, es geht immer um das Überlebensprinzip. Seien wir froh, dass unser Körper so ein Meisterwerk der Natur ist und alles tut, um uns am Leben zu erhalten. Clever wie dein Körper ist, hat er deine Gemütlichkeitspfunde für »schlechtere Zeiten« eingelagert. Nicht, um dich zu ärgern. Und wenn du sie nun mit Gewalt (schnell und viel auf einmal) loswerden möchtest, indem du deine Nahrungszufuhr drastisch zurückfährst, versetzt du deinen Körper sofort in Alarmbereitschaft.

Was ist denn hier los? Da kommen ja auf einmal viel weniger Kalorien an als gewohnt?!

Aber mach dir keine Sorgen. Ich lass dich schon nicht verhungern. Gott sei Dank hast du ja noch Reserven (Gemütlichkeitspfunde), auf die ich zurückgreifen kann. Aber als allererstes kümmere ich mich um deinen Vielfraß im System, um deine Muskeln. Das ist furchtbar mit diesen Muskeln: Ständig brauchen sie Futter (Energie). Ob ich sie arbeiten lasse oder nicht: Sie sind ein richtiger Nimmersatt. Sorry, ein Teil von ihnen muss verschwinden. Und zwar sofort. Es tut mir wirklich Leid. Aber es geht nicht anders. Du brauchst nicht so viele Muskeln für deine täglichen Aufgaben. Du sitzt doch viel und bewegst dich wenig. Und schau mal, wenn nicht mehr so viele Muskeln da sind, muss ich auch keine Angst haben, dass alle anderen im System nicht satt werden. Schließlich weiß ich ja nicht, wie lange das hier dauert mit der Schmalspurkost. Oh, nach sechs Wochen ist der Spuk schon wieder vorbei? Das wusste ich nicht. Da bin ich aber jetzt richtig beruhigt. Und ich freue mich wie eine Made im Speck, dass du endlich wieder dafür sorgst, dass der Tisch reichlich gedeckt ist. Und aus freudigem Anlass kommen hier richtig gute Nachrichten von mir: Yeah – wir haben ein paar hungrige Mäuler weniger zu stopfen. Du erinnerst dich? Ich habe doch ein paar Muskeln weggeschickt. Und du, du hast das auch prima gemacht. Du hast dafür gesorgt, dass sie nicht wieder kommen. Hast sie nicht unnötig gereizt durch Bewegung oder noch schlimmer durch Sport. Wenn du das gemacht hättest, hätte ich keine andere Wahl gehabt: Ich hätte sie wieder reinlassen müssen.

Wir sind einfach ein tolles Team, wenn es darum geht, dein Überleben zu sichern. Ich freue mich, dass du das auch so siehst und mich zum Feiern eingeladen hast. Du bist ein toller Gastgeber. Hast wirklich all das aufgetischt, was mein Herz begehrt. Auch wenn es viel mehr ist, als ich brauche. Ich möchte einfach ein toller Gast sein. Und deswegen haue ich jetzt genussvoll rein. Das mache ich eigentlich immer. Ich bin nicht mäkelig. Und was zu viel ist, bunkere ich vorsichtshalber einfach ein. Für schlechte Zeiten. Könnte ja sein, dass es bald wieder vorbei ist mit der Schlemmer-Party. Und dann habe ICH etwas in petto für dich. Ich möchte einfach, dass es dir gut geht. Jeden Tag. Und ich tue alles dafür. Jeden Tag. Ich habe clevere Systeme, die mich dabei unterstützen. Aber ich finde, dass du viel cleverer bist. Deswegen richte ich mich nach dir. Und ich möchte, dass du das weißt.

Ist das nicht rührend? Ja, dein Körper liebt dich! Wenn du ihm aber zu wenig Nahrung zur Verfügung stellst oder ihn verwirrst, reagiert er nun einmal so, wie er es seit Urzeiten tut. Er weiß ja nicht, aus welchem Grund du nichts zum Beißen hast. Er denkt immer noch, dass es daran liegt, dass vielleicht gerade kein Mammut vorbeikommt.

Dass du deine Küche absichtlich kalt lässt, davon hat er keinen blassen Schimmer. Ist die Nahrung also knapp, setzt er seine Systeme in Gang. Nur, um dein Überleben zu sichern. Das ist ein evolutionäres Grundprinzip. Und es funktioniert heute noch so wie bei unseren Vorfahren aus der Steinzeit.[1]

Schauen wir uns die Ergebnisse beider Klientinnen doch noch einmal genauer an:

Klientin 1	Klientin 2
minus 6 kg Körpergewicht	minus 3 kg Körpergewicht
davon 4 kg Muskeln	davon 0,5 kg Muskeln
davon 1 kg Körperwasser	davon 2,5 kg Körperfett
davon 1 kg Körperfett	

Du erinnerst dich bestimmt noch, dass Klientin 1 sich wie eine Schneekönigin über ihren Gewichtsverlust von 6 kg freute. Was sie aber hauptsächlich verloren hat, sind Muskeln. Das Körperfett ist nur zu einem ganz geringen Anteil verschwunden. Das ist typisch für Crash-Diäten. Darüber hinaus wird ein Teufelskreis in Gang gesetzt, der eine Reihe von Folgeproblemen nach sich ziehen kann. Jo-Jo-Effekt, Stoffwechselträgheit & Co lassen grüßen. Unter Umständen wird sie damit zu kämpfen haben.

Was hat Klientin 2 anders gemacht?

---

[1] https://www.bodymed.com/magazin/artikel/jaeger-und-sammler-in-der-kohlenhydrat-falle-leben-wir-noch-artgerecht/, abgerufen am 03.03.2022

Sie freute sich darüber, dass sie nun eine Kleidergröße weniger trägt. Auch wenn der Gewichtsverlust auf den ersten Blick nicht so bombastisch erscheint (nur die Hälfte in der doppelten Zeit im Vergleich zu Klientin 1). Aber die Körperanalyse zeigt es deutlich: Da ist ordentlich Fett flöten gegangen. Auch sie hat an ihrer Ernährung geschraubt. Sie hat auf Low Carb umgestellt und vor allem darauf geachtet, dass sie sich nicht nur von drei Radieschen in einer Reihe ernährt. Also darauf, dass sie ihren Energiebedarf nicht allzu krass unterschreitet. Sie war sportlich aktiv und hat Krafttraining gemacht, um ihre Muskeln zu aktivieren.

Gewicht ist also nicht gleich Gewicht! Denn was nützt es dir, wenn du anstatt Körperfett hauptsächlich Muskeln abbaust? Muskeln solltest du um jeden Preis erhalten. Am besten sogar aufbauen. Denn sie schwinden ohnehin mit zunehmendem Alter. Sie sind unsere Kraftpakete und richtige Energiefresser. Sie kurbeln die Fettverbrennung an, und sie halten deinen Grundumsatz hoch. Darüber hinaus haben sie eine wichtige Stützfunktion und schützen unsere Gelenke. Und nicht zuletzt geben Muskeln unserem Körper die (schönen) Konturen. Sonst kann es nämlich passieren, dass du »skinny fat«[2] wirst. Das bedeutet, dass dich die Diät zwar äußerlich schlank macht, dein Körperfettanteil aber trotzdem viel zu hoch und dein Muskelanteil viel zu niedrig ist. Das mag zwar weniger ein optisches Problem sein, das gesundheitliche Risiko aber bleibt.[3] Wenn du darauf achtest, dass deine tägliche Kalorieneinsparung nicht zu groß ist (täglich zwischen 300 und maximal 400 kcal), kannst du dem entgegenwirken.[4] Und natürlich durch Sport, insbesondere Kraftsport. Auf die Rolle von Sport gehe ich etwas später ein.

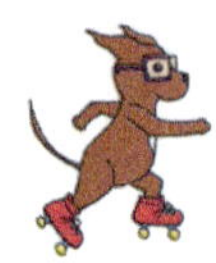

---

[2] https://www.instyle.de/beauty/was-ist-skinny-fat, abgerufen am 07.02.2022

[3] https://www.gofeminin.de/abnehmen/skinny-fat-s1515595.html, abgerufen am 20.01.2022

[4] https://www.cosmopolitan.de/kaloriendefizit-was-das-ist-und-wie-du-es-berechnest-87499.html, abgerufen am 20.01.2022

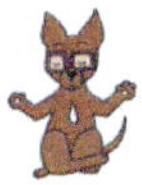

Aufgabe: Huch, so schnell. Ich habe doch gesagt, zurücklehnen ist nicht. Kaum hast du die ersten Zeilen gelesen, schon bist du dran. Bevor wir hier so richtig losmarschieren, möchte ich sicherstellen, dass du weißt, wohin deine Reise gehen soll. Deine ganz individuelle Reise. Es würde jetzt zum Beispiel nicht reichen, wenn du sagst: »Ich möchte 5 kg abnehmen und am Bauch schlanker sein, damit ich mich im Sommer am Strand wohler fühle.« Nein, das ist viel zu allgemein. Das wäre eine Pauschalreise nach nirgendwo. Es ist wichtig, dass du dir Gedanken machst, die über dein Wunschgewicht hinausgehen. Du wirst sehen, das führt zu einem ganz anderen Ergebnis. Ich empfehle dir ohnehin, viel aufzuschreiben. Parallel zum Lesen. Ob du das handschriftlich in einem schönen Buch machst oder am PC – ganz egal. Es gibt einen triftigen Grund, warum ich das so wichtig finde. Denn damit bekommt das Thema *Abnehmen* eine unaufdringliche Präsenz. Und die brauchst du letztendlich, um erfolgreich zu sein. Bist du bereit? Und los geht's:

1. **Was sind deine konkreten Ziele? Was möchtest du erreichen?**
2. **Bis wann möchtest du das erreicht haben?**
3. **Wie möchtest du dich fühlen, wenn du dein Ziel erreicht hast?**
4. **Was soll sich verändert haben?**
5. **Welcher Mensch (in Bezug auf Ernährung, Fitness, Gesundheit) möchtest du werden?**
6. **Warum willst du es (dieses Mal) schaffen?**

Wenn du das jetzt in zehn Minuten beantwortet hast, läuft was falsch. Dann muss ich dich noch einmal zurück an den Start schicken. Versuche hier wirklich, ans Eingemachte zu gehen. Nur, wenn du ausführliche Antworten findest, gewinnst du den Pokal. Glaube mir, das lohnt sich. Es geht nämlich darum, etwas anzustoßen. Etwas, das sich auch noch entwickeln darf und das du verinnerlichen sollst. Wenn du bereit bist, an dieser Stelle einen Schritt weiter und tiefer zu gehen als bisher, kannst du eine neue Tür öffnen. Das ist so spannend. Deine Veränderung bezieht sich dann nicht nur auf deinen Körper, sondern auch auf deinen Kopf und die Art, wie du künftig denkst und handelst. Dadurch wirst du automatisch ein anderer Mensch werden. Und nicht nur jemand, der sich kurzfristig zusammenreißt, um eine Zahl (Wunschgewicht) zu erreichen.

Natürlich lassen wir ein paar wichtige Körperdaten (siehe Tipps) nicht links liegen. Wir machen das clever. Wir orientieren uns an denen, die gut zeigen, ob dein neues Verhalten erfolgreich war. Wie klingt das für dich? Und schau mal, ich habe sogar noch ein paar extra Tipps für dich.

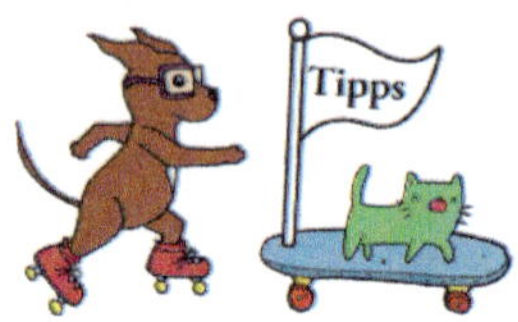

- Lege nicht los, ohne vorher deinen Körperstatus ganz genau zu dokumentieren. Denn auf deinem Weg brauchst du Kennzahlen, die du kontrollieren kannst. Vor allem aber brauchst du klar nachvollziehbare Erfolgserlebnisse. Sie helfen, deine Motivation hochzuhalten.

- Wähle eine Körperwaage, die mehr Parameter anzeigt als nur das Körpergewicht in Kilogramm. Moderne digitale Körperanalysewaagen ermitteln sämtliche wichtigen Daten wie Muskelmasse, Körperwasser, Körperfett, Grundumsatz usw. Häufig können sie mit dem Handy gekoppelt werden. Alle Daten können ganz bequem und unkompliziert in einer App gespeichert werden.

- Wiege dich nicht täglich, aber auf jeden Fall einmal in der Woche. Meine Erfahrung zeigt, dass tägliches Wiegen zu Frust führen kann, da das Körpergewicht schwankt. Ein Gewichtsverlust verläuft nie linear nach unten. Lege einen Tag fest, am besten in der Wochenmitte. Der Mittwoch ist laut einer Studie der

Wissenschaftlerin Elina Helander[5] der ideale Zeitpunkt. Denn häufig ist es so, dass am Wochenende durch etwas mehr Genuss und Ruhe ein Gewichtshoch (im Wochenverlauf) erreicht wird, das sich dann bis Mittwoch wieder normalisiert hat.

- Ich empfehle eine Kalorienzähler-App, vor allem am Anfang. Damit bekommst du ein besseres Gefühl für Kalorienzahlen und den Nährstoffgehalt der einzelnen Lebensmittel. Zwischendurch immer mal wieder einen »Kontrolltag« einzulegen, kann dich in der Spur halten. Das Angebot – auch kostenloser Varianten – ist groß. Du musst nur einmal im Internet recherchieren. Ich selbst nutze gerne YAZIO oder MyFitnessPal.

- Weitere Körperdaten mit einem Maßband zu ermitteln, ist extrem wichtig, um Erfolge zu feiern, die dir die Waage nicht liefern kann. Bauch-, Brust-, Hüft-, Gesäß-, Oberschenkel- und Oberarmumfang – all das kannst du am Anfang messen und die Veränderungen dokumentieren. Glaube mir, das wirkt manchmal mehr als das reine Gewicht auf der Waage.

- Und zusätzlich: Mach Fotos von dir. In Unterwäsche oder enganliegender Kleidung. Von vorne, von der Seite, von hinten. Bilder sagen oft mehr als Zahlen.

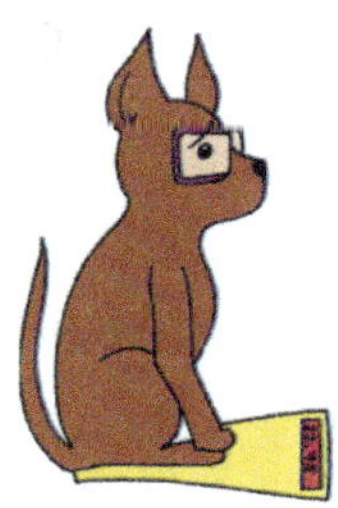

---

[5] https://journals.plos.org/plosone/article?id=10.1371/journal.pone.0113164, abgerufen am 04.03.2022

Was musst du tun, um 1 kg Körperfett zu verlieren?

Du weißt jetzt, worauf du dein Augenmerk richten musst: Du möchtest deine Fettdepots anzapfen und das überflüssige Körperfett an Bauch, Beinen oder Po reduzieren. Doch was bedeutet es überhaupt, 1 kg Körperfett zu verbrennen?

1 kg Fett hat in etwa einen Brennwert von 7 000 kcal. Das heißt, um 1 kg Körperfett zu verbrennen, müsstest du 7 000 kcal einsparen. Erreichen kannst du das über zwei Wege: entweder über die Ernährung (Kalorienzufuhr drosseln) oder durch Bewegung (Kalorienverbrauch steigern). Machen wir doch einmal ein kleines Rechenbeispiel und schauen uns das etwas genauer an.

Diese Lebensmittel entsprechen 7 000 kcal

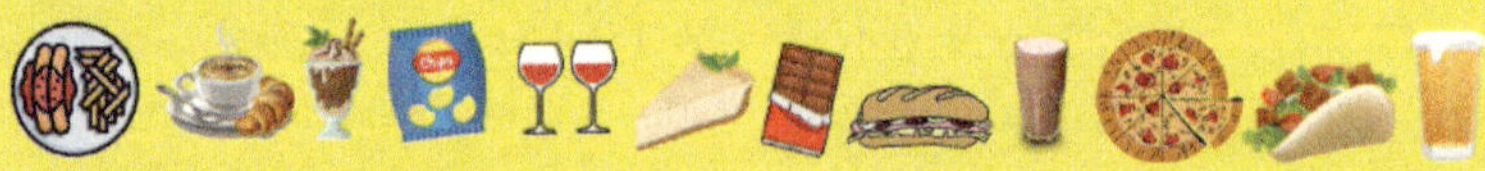

1 Croissant mit Butter + Marmelade + 1 Latte Macchiato (580 kcal)

1 Salami Pizza + 2 Gläser Rotwein (1 200 kcal)

1 Brötchen mit Fleischsalat + 1 halber Liter Hefeweizen (760 kcal)

1 Tafel Vollmilchschokolade (550 kcal)

1 Schoko-Eisbecher (480 kcal)

1 Döner (930 kcal)

1 Glas Kakao + 1 Stück Käsekuchen (525 kcal)

1 Currywurst + 1 Portion Pommes (900 kcal)

1 Tüte Chips (1 075 kcal)

Und was bedeutet es, 7 000 kcal durch Sport zu verbrennen?

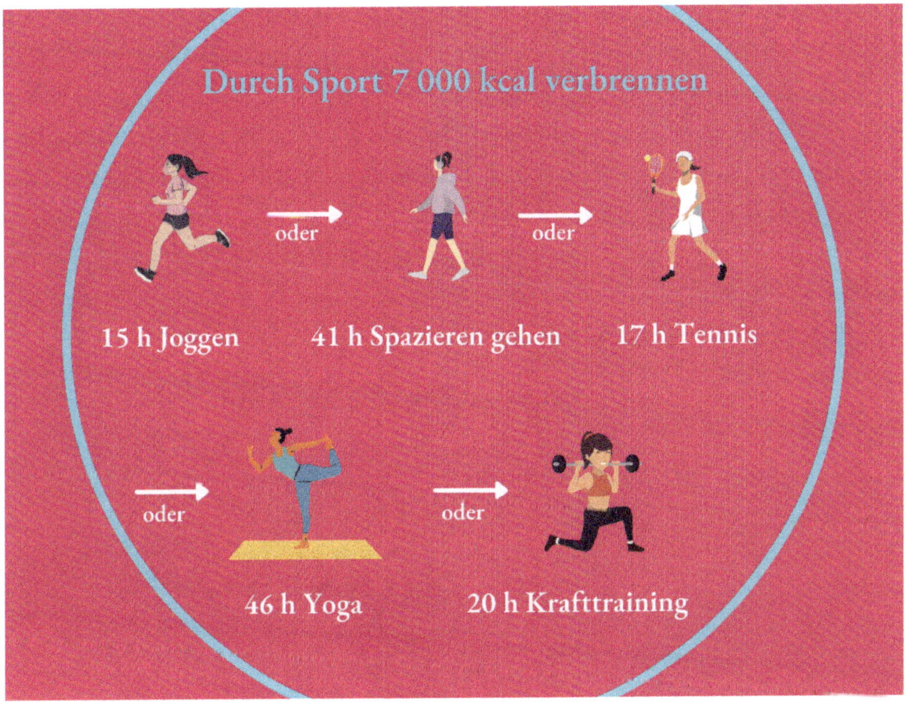
Durch Sport 7 000 kcal verbrennen
oder
oder
15 h Joggen
41 h Spazieren gehen
17 h Tennis
oder
oder
46 h Yoga
20 h Krafttraining

*Verbrauchswerte beziehen sich auf eine Frau, 50 Jahre, 70 kg Körpergewicht[6]

Bei einem direkten Vergleich wird es sogar noch deutlicher:

- 1 Currywurst mit Pommes (900 kcal) ODER 2 h Joggen und eine Strecke von 16 km!
- 1 Tüte Chips (1 075 kcal) ODER 3 h im Fitnessstudio Gewichte stemmen!
- 1 Pizza und 2 Gläser Rotwein (1 200 kcal) ODER fast 8 h Yoga üben!

---

[6] https://www.kalorientabelle.net/kalorienverbrauch-berechnen, abgerufen am 22.01.2022

Und nun bist du dran. Was fällt dir leichter bzw. was kannst du eher bewerkstelligen? Verzichtest du lieber mal auf Currywurst mit Pommes ODER gehst du locker flockig mal eben zwei Stunden joggen? Okay, wenn Joggen nichts für dich ist, könntest du stattdessen Yoga wählen. Sechs Stunden müssten es dann aber wenigstens sein, um die 900 Kilokalorien zu verbrennen. Du merkst es schon: Eine Kalorieneinsparung über die Ernährung ist wesentlich einfacher. Denn: Um viele Kilokalorien durch Sport oder Bewegung zu verbrennen, müsstest du ganz schön Gas geben. Mal ganz abgesehen davon, ob du überhaupt Lust dazu hast: Du musst topfit sein und brauchst viel Zeit für das Training. Fast schon so viel wie ein Leistungssportler. Und die haben es sowieso gut. Die sind alle schlank! Oder?

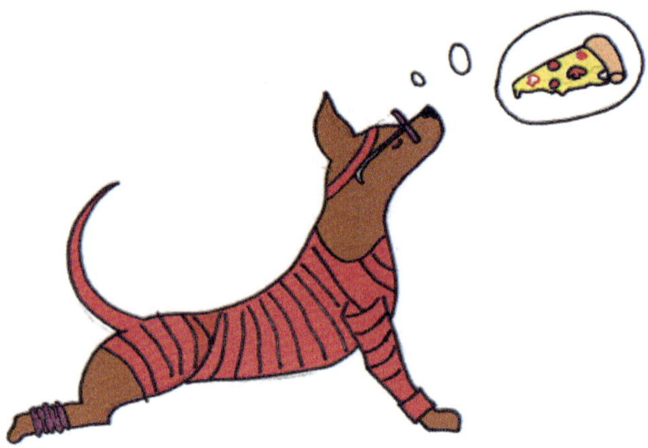

Sport oder Ernährung – Worauf du dich konzentrieren solltest

Macht Sport schlank?

Was denkst du? Ganz spontan: Macht Sport schlank?

Er war Profisportler und glänzte mit herausragenden Leistungen. Um diese zu erreichen, musste er sehr hart trainieren. Tagein, tagaus, und das über viele Jahre. Sein normales Trainingspensum betrug, wie bei vielen Leistungssportlern, bis zu fünf Stunden täglich.

Es kam der Tag, an dem er seine Karriere beendete, und es passierte etwas Unglaubliches.

Obwohl er anstatt fünf Stunden täglich jetzt nur noch ca. fünf Stunden wöchentlich trainierte, nahm er innerhalb eines Jahres sagenhafte 45 Kilogramm ab. Aus einem 150 kg schweren Top-Athleten wurde ein Freizeitsportler mit einem Körpergewicht von 105 kg.[7]

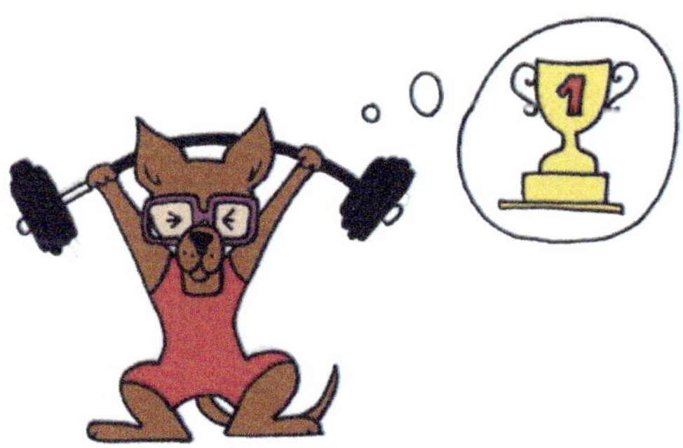

[7] https://eatsmarter.de/gesund-leben/fitness/matthias-steiner-interview, abgerufen am 17.01.2022

Von wem ich spreche? Von Matthias Steiner, ehemaliger Olympiasieger im Gewichtheben.

Es lohnt sich, jetzt einmal schnell zu Google zu springen, falls du ihn oder seine optische Veränderung nicht kennst. Du wirst ziemlich überrascht sein.

Jetzt bin ich aber mal neugierig, ob du neugierig warst und gleich geschaut hast. Wenn nicht, da ist auf jeden Fall etwas passiert, das nicht zu übersehen ist. Es ist erstaunlich, wie aus dem übergewichtigen Olympioniken ein durchtrainierter und deutlich schlankerer Mann geworden ist. Und das, obwohl ihm ca. 20 Trainingsstunden pro Woche fehlten. Oha! Wie kann das sein? So viel weniger Sport, und die Pfunde purzeln trotzdem. Die Antwort kannst du dir sicherlich denken: Es lag an seiner Ernährung.

Doch wie war sein Ernährungsverhalten während seiner aktiven Laufbahn? In jedem Fall krass. Hurra Schlaraffenland, Futtern ohne Ende war angesagt. Bis zu unglaubliche 8 000 Kilokalorien hat Matthias Steiner täglich zu sich genommen. In seiner Sportart, dem Gewichtheben, sind große und kräftige Muskeln, Explosionskraft und ein hohes Körpergewicht die Voraussetzung, um eine 250-kg-Hantel zu stemmen. Auch wenn er über eine unglaublich hohe Muskelmasse verfügte, das Muskelwachstum ist letztendlich begrenzt. Die Speicherung von Körperfett hingegen nicht. Damit ist klar, welche Depots Gewichtheber zusätzlich auffüllen müssen, um die notwendige Körpermasse (als Basis für ihre Leistungen) entwickeln zu können. Ein Vergnügen war das sicherlich nicht und vor allem: über eine normale Ernährung kaum machbar! Hochkalorische Proteindrinks mussten zusätzlich auf seinem täglichen Speiseplan stehen. Alles nur, um das Körpergewicht trotz des anstrengenden und kalorienzehrenden Trainings aufrechtzuerhalten. 8 000 Kilokalorien![8] Ich finde das unfassbar. Um einmal einen Vergleich zu liefern: Dafür müsstest du acht Pizzen essen. Mamma mia. Also, Sport macht überhaupt nicht schlank, wenn

---

[8] https://www.bz-berlin.de/artikel-archiv/ich-bewege-rund-100-tonnen-pro-woche, abgerufen am 17.01.2022

du daraufhin viel mehr isst, als du verbrauchst. Dann ist genau das Gegenteil der Fall. Dieses Beispiel macht es mehr als deutlich.

Im Übrigen hat Matthias Steiner nach seinem Karriereende zwei entscheidende Dinge verändert: Er hat seine Kalorienzufuhr auf ein normales Maß zurückgefahren (welches für einen Mann seines Alters und Gewichts bei ca. 2 500 – 3 000 Kilokalorien liegt) und die Zusammensetzung seiner Nahrung umgestellt.

Worauf es also am Ende eines Tages und in der Summe vieler Tage wirklich ankommt, wenn du erfolgreich abnehmen möchtest, ist:

1. **die Energiebilanz**
2. **die hochwertige Nährstoffkombination**

Die Energiebilanz

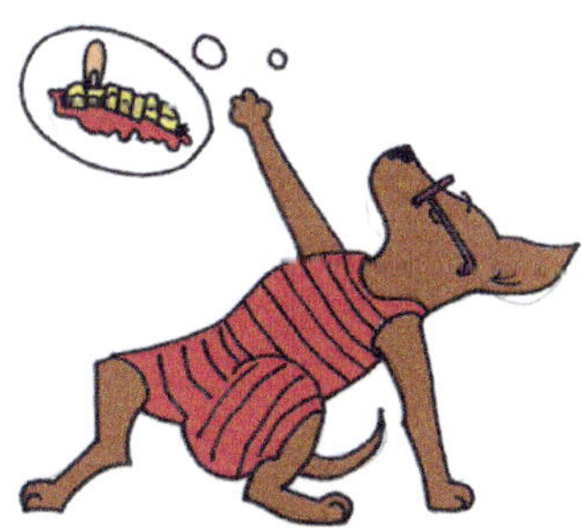

In meiner Tätigkeit als Personal Trainerin stelle ich immer wieder fest, dass der Energieverbrauch durch Sport (Leistungsumsatz) häufig überschätzt und die Energieaufnahme durch die Nahrung häufig unterschätzt wird. Um es einfacher auszudrücken: Wer glaubt, dass er nach 30 Minuten auf dem Crosstrainer einen Freifahrtschein für eine Pizza erstrampelt hat, ist auf dem Holzweg. Noch nicht einmal für eine halbe Pizza. Nein, Sport ist leider kein Alibi für unkontrollierten Genuss. Wenn du da nicht aufpasst und nur deinem Gefühl vertraust, kannst du dich ganz schnell verschätzen. Wie häufig habe ich schon diesen Satz gehört: »Ich verstehe es einfach nicht. Da mache ich so viel Sport, und trotzdem nehme ich nicht ab. Da kann etwas nicht stimmen.« Und oft liegt die Ursache in der Ernährung. Entscheidend ist natürlich die Menge, aber auch die Qualität.

Ich möchte dir einmal anhand meines Beispiels (meiner Werte) verdeutlichen, was ich meine. (Da der Kalorienverbrauch vom Geschlecht, Alter und Gewicht abhängig ist, kannst du das nicht 1:1 auf dich übertragen. Du kannst aber mit einem Fitnesstracker deine individuellen Werte ermitteln. Für die Nahrungsmittelkalorien gibt es ebenso viele, auch kostenlose, Kalorienzähler-Apps. wie z. B. YAZIO oder MyFitnessPal.)

Was müsste ich beispielsweise tun, um folgende »Kaloriensünden« zu verbrennen?

> Um 1 Salamipizza (ca. 1 000 kcal) zu verbrennen,
> müsste ich 2 ½ Stunden intensiv Tennis spielen.
>
> Um 1 Rippe Schokolade (ca.100 kcal) zu verbrennen,
> müsste ich 45 Minuten spazieren gehen.
>
> Um 1 Laugenbrezel (ca. 250 kcal) zu verbrennen,
> müsste ich 45 Minuten Krafttraining betreiben.
>
> Um ½ Tüte Chips (ca. 530 kcal) zu verbrennen,
> müsste ich ca. 1 ¼ Stunden joggen.

Diese Beispiele zeigen: Oh je, da gilt es aufzupassen. Was mühevoll abtrainiert wurde, kann auch ruckzuck wieder zusammengefuttert werden. Ich wiederhole noch einmal:

45 Minuten anstrengendes Krafttraining und danach eine Laugenbrezel verzehrt würde bedeuten, dass der Trainingseffekt in Bezug auf den Kalorienverbrauch gleich wieder futsch ist. Darauf solltest du also auch immer ein Auge haben. Sport macht nicht automatisch schlank(er). Und wie gut, dass du in diese Denkfalle nun nicht mehr tappen kannst.

Wenn du abnehmen möchtest, brauchst du eine negative Energiebilanz. Das heißt, du musst mehr Energie verbrauchen, als du über die Nahrung zuführst. So weit, so gut. Aber einzig und allein auf die negative Energiebilanz zu achten, wäre nicht der richtige Weg. Sonst könntest du nämlich auch mit einer Tafel Schokolade (ca. 500 kcal) und einer halben Tüte Chips (ca. 530 kcal) abnehmen, wenn du sonst nichts weiter isst oder Kalorienhaltiges trinkst. Auch, wenn du jetzt spaßeshalber denkst: Oh, wie toll! Auf Dauer ist das wirklich nicht befriedigend und vor allem nicht gesund.

Die hochwertige Nährstoffkombination

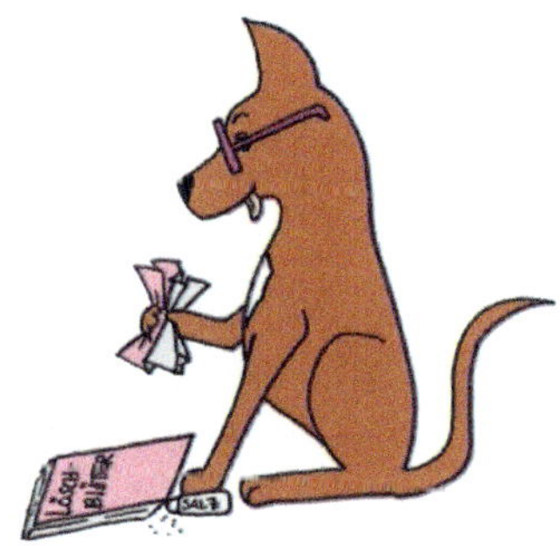

»Da kannst du auch gleich ein Löschblatt essen. Wahrscheinlich hat es sogar weniger Kalorien als deine Brezen, und wenn ich ein wenig Salz darüber streue, schmeckt es dir sogar.« Wenn ich das mit einem Augenzwinkern mal zu einem Klienten sage, dann nur, weil ich die Wirkung von Leerkalorien verdeutlichen möchte. So werden umgangssprachlich Nahrungsmittel bezeichnet, die viele Kalorien und (kurzfristig) Energie liefern, aber keinerlei lebenswichtige Nährstoffe haben. Typische Vertreter sind z. B.: Weißmehlprodukte, Zuckerhaltiges, fettige Snacks, Softdrinks, Alkohol. All diese Lebensmittel haben im Grunde genommen keinen positiven Einfluss auf unseren Körper.[9] Vielleicht hast du in der letzten Zeit gerade bei diesen Lebensmitteln besonders beherzt zugegriffen? Wenn du außerdem nicht lange satt bleibst und viel Heißhunger entwickelst, sind meistens sie der Grund dafür.

Jetzt stell dir doch einmal vor, dein Sättigungsgefühl wäre wie ein Feuer. Solange die Flammen lodern und das Feuer brennt, ist alles gut. Erst, wenn es droht auszugehen,

---

[9] https://www.verbraucherzentrale-bayern.de/wissen/haetten-sies-gewusst/was-sind-eigentlich-leere-kalorien-9713, abgerufen am 20.01.2022

bekommst du Hunger. Und erst dann musst du nachlegen. Oder anders gesagt, etwas essen. Nun nimmst du ein Löschblatt und wirfst es in die Glut. Natürlich lodern die Flammen sofort auf. Das Löschblatt ist blitzschnell verbrannt. Und was musst du jetzt tun, damit das Feuer nicht erlischt? Nachlegen! Ein Löschblatt nach dem anderen. Immer wieder. Das heißt, wenn du im Laufe eines Tages viele von diesen Leerkalorien verzehrst, riskierst du, deutlich mehr zu essen, als du benötigst. Viele Löschblätter (= Leerkalorien) liefern dir außer kurzfristiger und schneller Energie nichts. Sie sorgen nur dafür, dass du schnell wieder Hunger bekommst bzw. permanenten Appetit entwickelst.

Wenn du abnehmen möchtest, ist es viel klüger, etwas anderes in die Glut zu werfen. Etwas, das keine lodernde Stichflamme erzeugt, aber dafür beständig und lange brennt. So etwas wie einen Eichenklotz. Nein, daran sollst du dir jetzt nicht wirklich die Zähne ausbeißen. Aber wie wäre es denn mit komplexen Kohlenhydraten, Eiweißen und gesunden Fetten? Sie wirken wie ein Eichenklotz auf deinen Stoffwechsel. Wenn du sie anstatt der Löschblätter in deinen Speiseplan integrierst, wirst du lange satt bleiben, und Heißhungerattacken haben keine Chance.

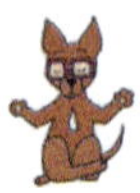

Aufgabe: Kein Quatsch: Heute ist der Tag, an dem wir Löschblätter zählen. Das wird ein Spaß. Du wirst schon sehen. Damit kannst du sogar richtig Aufsehen erregen. Stell dir vor, du sitzt mit Freunden mittags beim Italiener und sagst: »Moment mal, bevor wir hier zahlen, muss ich erst mal die Löschblätter zählen, die ich heute gegessen und getrunken habe.« Und wenn dich deine Tischnachbarn daraufhin leicht entgeistert anschauen, setzt du noch einen drauf und sagst: »Diese Aufgabe hat mir der Quälgeist gegeben.« Und wenn du dazu sagst, dass es im Buch auch ernsthaft zugeht, kannst du natürlich auch gerne meinen Namen nennen. Also, dann schreib doch mal auf:

Wie viele Löschblätter hast du denn bis jetzt schon vertilgt? Ich hoffe, du kannst dich daran erinnern. Denn es gibt Menschen, die leiden unter einer Ess-Amnesie. Die wissen nicht mehr, was sie alles gegessen haben. Es fällt ihnen nicht ein oder sie vergessen die Hälfte. Und diese Menschen sind du und ich, das sind wir alle. Und wir haben das mehr oder weniger nicht auf dem Schirm. Spätestens jetzt hast du die Möglichkeit, bewusst darauf zu achten.

Je nachdem, wie weit dein Tag fortgeschritten ist, schreibst du alle Löschblätter auf, die noch dazukommen. Also die, die du dir zwischen die Kiemen schiebst. Könnte auch sein, dass sie dir jetzt direkt im Hals stecken bleiben. Ich stelle ja nicht zum ersten Mal diese Aufgabe und weiß das. Nicht selten zeigt das direkt eine Wirkung. Ich bin also gespannt, ob du gleich ein oder zwei Löschblätter weniger isst.

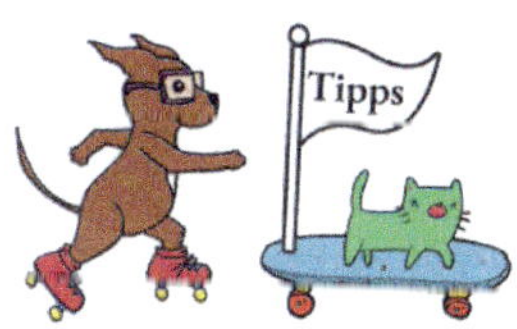

- Viele meiner Klienten sind überrascht, wie »wenige« Kilokalorien ihr Körper tatsächlich benötigt. Da sich die Werte mit zunehmendem Alter oder durch Gewichtsreduktion verändern, empfehle ich dir, deinen aktuellen täglichen Energiebedarf – deinen Grundumsatz – zu ermitteln. Im Internet findest du viele Kalorienbedarfsrechner, die es dir ganz leicht ermöglichen, deine individuellen Werte zu errechnen. Jede Krankenkasse bietet z. B. auf ihrer Website so eine Möglichkeit an.

- Bist du sportlich aktiv? Welche Bewegungsroutinen hast du? Wie oft, wie lange und wieviel Energie verbrauchst du dabei? Damit kannst du deinen Leistungsumsatz ermitteln. Also den zusätzlichen Energiebedarf, der durch körperliche Aktivitäten entsteht. (Im Internet findest du viele Aktivitätsrechner, unkompliziert und schnell geht das auch mit einer entsprechenden Pulsuhr.)

- Wie viele und welche Leerkalorien (Löschblätter) verzehrst du gerne und regelmäßig? Die Aufgabe oben war schon einmal ein guter Anfang. Verschaffe dir nun einen detaillierten Überblick, am besten mit einem Wochenprotokoll (welche Lebensmittel, wie hoch ist die Energiedichte (kcal), wie oft?).

- »Möchte ich jetzt wirklich ein Löschblatt essen?« Manchmal hilft schon ein wenig Humor. Bei mir jedenfalls. Probiere es mal mit einer Metapher oder finde ein Synonym für deine »Kaloriensünden«. Und vielleicht hat das sogar eine überraschende Wirkung.

- Schaue nach Alternativen für Leerkalorien und probiere sie aus. Immer wieder neue Lebensmittel kommen auf den Markt. (Nudeln, Reis, Brot, Pizzateig – all das gibt es schon auf Gemüsebasis und längst nicht mehr nur in der Weißmehlvariante.)

Wie dein Fettstoffwechsel funktioniert

Aufgepasst und aufgehorcht! Vielleicht fragst du dich gleich: „Was ist denn hier los?"

Ich erkläre dir jetzt die Sache mit den Leerkalorien und dem Fettstoffwechsel auf ganz verständliche Weise. Aber, und jetzt kommt der Clou: anhand von Äpfeln. Ja, richtig gehört. Natürlich sind Äpfel saugesund und keine Kaloriensünde! Aber ich muss den Apfel nehmen. Das wirst du gleich verstehen. Alles andere macht nämlich keinen Sinn. Die Metapher funktioniert einfach nicht mit Pralinen oder Brötchen.

Habe ich dich jetzt neugierig gemacht und deine Sinne geschärft? Super. Das war mal wieder pure Absicht. Na, dann mal los.

Stell dir vor, in deiner Küche steht eine Obstschale. In der befinden sich fünf Äpfel. Und es ist genau deine Lieblingssorte. Welche ist es? Pink Lady, Granny Smith, Braeburn? Genau die liegt dort. Darüber hinaus steht im Keller eine große Obstkiste. In der befinden sich auch Äpfel. Mindestens 50 Stück, wenn nicht sogar mehr. Die hast du geschenkt bekommen, aber irgendwie sind sie nicht dein Favorit. Aber Apfel ist Apfel. Und wenn deine Lieblingsäpfel aufgegessen sind, weißt du ja, wo du hingehen musst, um Nachschub zu holen. Du isst jeden Tag einen Apfel. Und du bedienst dich natürlich in der Obstschale. Warum in den Keller gehen? Viel zu umständlich. Auf dem Weg dahin bist du ja fast schon verhungert.

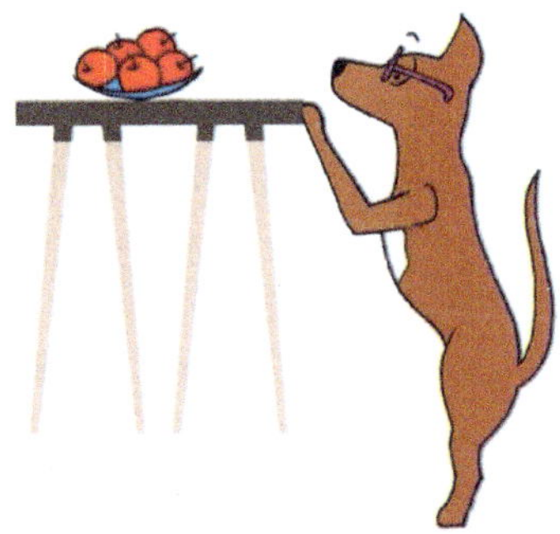

Also greifst du in den Obstkorb, und saftig knackt es zwischen deinen Zähnen. Jeden Tag, und nach vier Tagen ist nur noch ein Apfel da. Dir ist klar, wenn du jeden Tag einen Apfel essen möchtest, musst du wohl spätestens morgen doch in den Keller gehen und Nachschub von den nicht ganz so geliebten Äpfeln holen. Du gehst in die Küche, um dir einen Kaffee zu machen. Ganz beiläufig streift dein Blick die Obstschale. Hoppla, was ist denn da passiert? Die Schale ist wieder voll. Fünf Äpfel liegen dort. Wie kommen die dorthin? Vielleicht hast du ja einen lieben Partner, der dir deine Lieblingsäpfel vom Einkaufen mitgebracht hat. Möglicherweise hast du sie unbewusst selbst gekauft. Fakt ist, die Obstschale ist wieder voll.

Und nun kommt die entscheidende Frage: Wo bedienst du dich, wenn du einen Apfel essen möchtest?

Mit diesem Beispiel möchte ich dir erklären, warum du es schwer haben wirst, Körperfett zu verlieren, wenn du zu viele Leerkalorien bzw. Kohlenhydrate isst.

Zunächst einmal, im Wesentlichen hat dein Körper zwei Möglichkeiten, um Energie zu gewinnen. Das eine sind Kohlenhydrate, und das andere sind Fette. Eiweiße dienen hauptsächlich als Baustoffe für den Körper, die lassen wir mal außen vor. Aus diesem Grund wird auch von einem Kohlenhydrat- oder Fettstoffwechsel gesprochen. Damit sind wir also hybrid unterwegs, und je nach Belastungsintensität werden entweder hauptsächlich Kohlenhydrate oder Fette zur Energiegewinnung herangezogen. Dein Körper liebt und bevorzugt den Kohlenhydratstoffwechsel. Denn diese Energie steht schnell zur Verfügung und kann sehr einfach gewonnen werden. Allerdings ist die Speichermöglichkeit begrenzt (fünf Äpfel). An die Fettdepots zu gelangen und Fette für die Energiegewinnung zu nutzen, ist viel aufwendiger und komplizierter. Dafür ist die Speicherkapazität aber um ein Vielfaches größer (eine Kiste Äpfel, mehr als 50 Stück). Die Natur hat es natürlich so eingerichtet, dass beide Energiequellen je nach Bedarf gut funktionieren. Es kann aber passieren, dass dein Körper es »verlernt« hat, die Fette als Energiequelle zu nutzen. Nämlich dann, wenn die Obstschale über einen längeren Zeitraum ständig voll ist.

Und was geschieht, wenn täglich vier, sechs oder acht Äpfel ihren Weg in die Obstschale finden, aber nur fünf Äpfel Platz haben? Du kannst es dir sicherlich schon denken: ab in den Keller damit. In der Kiste ist noch viel Platz.

Es kann zwei Hauptursachen geben, wenn dein Stoffwechsel nicht gut funktioniert. Eine, die im Ernährungsverhalten zu suchen ist, und die andere, natürlich – wie könnte es auch anders sein – im Bewegungsverhalten. Darauf kommen wir dann im nächsten Kapitel zu sprechen.

Bleiben wir aber noch einen Moment bei der Ernährung und fassen das Wesentliche zusammen. Achte also auf die Menge und Qualität der Kohlenhydrate.[10] Sie haben einen großen Einfluss darauf, ob dein Stoffwechsel gut funktioniert. Und auch darauf, ob Fette überhaupt effektiv zur Energiegewinnung genutzt werden. Nicht nur die, die du über die Nahrung zuführst. Sondern vor allem das Fett, das auf deinen Rippen sitzt. Wenn du deutlich zu viele Kohlenhydrate verzehrst, hat dein Körper gar keine andere Wahl, als den Überschuss in Fette umzuwandeln und direkt in deine

---

[10] Prof. Dr. Ingo Froböse, Der Stoffwechsel Kompass, S. 122-123, Ullstein Verlag, 2. Auflage, 2022

Depots zu schicken. Das bedeutet, dein Körperfett wird eher mehr als weniger. Wenn du zu viele einfache Kohlenhydrate (vor allem Löschblätter) isst, hast du nicht nur ständig neuen Hunger. Die damit verbundene hohe Insulinausschüttung behindert die Fettverbrennung. Um es ganz krass zu sagen: Die Tür ist zu, und da führt kein Weg mehr zur Fettzelle.[11]

So wie bei den Äpfeln. Da führt auch kein Weg in den Keller, wenn die Schale niemals leer(er) wird.

Natürlich ist das alles viel, viel komplexer und komplizierter. Aber ich habe ja versprochen, es dir so einfach wie möglich zu erklären. Ich hoffe, dass dir dieses Bild mit den Äpfeln hilft, zu verstehen, was passiert, wenn der Anteil an Kohlenhydraten einfach zu hoch ist und die Qualität nicht stimmt (siehe einfache Kohlenhydrate). Und wenn du das nächste Mal beim Bäcker vorbei gehst und der Duft frischer Brezeln um deine Nase weht, stell dir doch mal die Frage: »Möchte ich jetzt wirklich ein Löschblatt essen?« Wenn du das unbedingt möchtest, tue es. Aber wenn die Antwort einmal mehr NEIN lautet, wäre das doch ein toller Anfang.

Vielleicht wunderst du dich, dass ich dir keine detaillierten Empfehlungen gebe, was auf deinem Speiseplan stehen soll. Ich bin auch nicht (wie du das im weiteren Verlauf des Buches noch feststellen wirst) für kompletten Verzicht. Ich bin dafür, dass du selbst herausfindest, was für dich die richtige Ernährung ist. Meine Erfahrung sagt mir außerdem, dass die meisten Menschen wissen, wo die Übeltäter lauern. Im Kopf ist das oftmals alles klar, nur die Umsetzung ist häufig das große Problem. Deswegen solltest du im ersten Schritt überlegen, in welche Richtung es denn ernährungstechnisch gehen soll. Grundsätzlich natürlich, solltest du eine Ernährungsweise wählen, die in ihren Grundzügen ausgewogen, gesund und nährstoffreich ist. Ob vegetarisch, low carb, mediterrane Mischkost oder vegan, das ist im Prinzip egal. In allen Ernährungsformen gibt es Kaloriensünden, und es gilt das Prinzip: Was zu

---

[11] https://www.worldsoffood.de/diaet-und-abnehmen/sporternaehrung/item/714-insulin--dein-feind-und-helfer.html, abgerufen am 26.01.2022

viel ist, ist zu viel! Entscheidend ist auch, dass diese Ernährung zu dir und deinem Alltag passt. Und dass du sie dauerhaft beibehalten kannst. Ich möchte dich ermutigen, neue Dinge auszuprobieren und experimentierfreudig zu sein. Und zu entdecken, was dir und deinem Körper guttut. Abnehmen und trotzdem genießen: Ja, das kann funktionieren. Natürlich kommt es auf die Kombination, Menge und Auswahl deiner Lebensmittel an.

Dass deine Ernährung eine entscheidende Rolle beim Abnehmen spielt, das hast du auf den letzten Seiten erfahren. Du kannst ohne Sport abnehmen, natürlich ist das möglich. Und dennoch unterstützen Sport oder Bewegung dich bei deinem Abnehmziel. Damit meine ich aber nicht nur den Kalorienverbrauch, der entsteht, wenn du auf- und niederhüpfst. Sondern auch die Langzeitwirkung. Denn Sport und Bewegung haben einen entscheidenden Einfluss auf deinen Stoffwechsel. Und ein gut funktionierender Stoffwechsel ist die die Voraussetzung dafür, dass du auch, nachdem du dein Wunschgewicht erreicht hast, in der Spur bleiben kannst. Damit die Jo-Jo-Falle nicht gleich wieder zuschnappt. Hauptursache Nummer 2 für einen nicht gut funktionierenden Stoffwechsel ist somit – wie könnte es auch anders sein – mangelnde Bewegung.

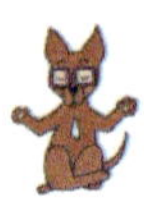

Aufgabe: Ich bin es schon wieder. Dein Quälgeist. Ich habe gedacht, ich melde mich mal mit einem berühmten Gesundheits-Zitat des deutschen Philosophen Ludwig Feuerbach: »Du bist, was du isst.« Und ich schiebe gleich noch etwas nach: Keine Veränderung ohne Veränderung! Natürlich hast du das schon mal gehört. Und wie sieht es damit bei dir aus? Es ist an der Zeit, intensiv darüber nachzudenken. Denn du brauchst Klarheit. Klarheit über das, was ist, und das, was werden soll. Ich habe große Lust, diese Aufgabe mit einem kleinen Spiel einzuleiten. Und ich hoffe, du hast Lust mitzumachen. Womöglich öffnet dir das die Augen noch einmal auf eine ganz andere Art und Weise. Aber dazu musst du sie erst einmal schließen. Und bis drei zählen. Machen wir doch mal einen Probelauf. Augen zu und: Eins, zwei, drei. Okay, das war einfach.

Jetzt machen wir das Ganze noch einmal. Ich ersetze aber die Zahlen durch drei Wörter. Bist du bereit? Dann geht's los: Tischlein – deck – dich. Augen auf! Was siehst du? Nichts? Leider funktioniert das nicht wie im gleichnamigen Märchen.

Und ich sage: Es funktioniert doch. Nur bist du einfach am falschen Ort. Gehe mal in den Supermarkt und mache das gleiche Spiel. Was siehst du, wenn du die Augen aufmachst? Ein Tischlein-deck-dich sondergleichen. Ein noch nie dagewesenes. Was meinst du, hätten unsere frühen Vorfahren gesehen, wenn sie dieses Spiel gespielt hätten? Nichts. Gähnende Leere. Sie mussten sich erst auf die Suche begeben, um etwas auf ihr Tischlein zu bekommen. Nicht umsonst sprechen wir auch von Jägern und Sammlern. Etwas Essbares zu beschaffen war mühselig, und mäkeln war bestimmt nicht angesagt. Und heute? Heute ist es einfach. Es ist zu einfach! Und es wäre oftmals besser, wenn wir mäkliger sein würden. Wir leben in einem modernen Schlaraffenland und müssen nur den Mund aufmachen. Das tun wir auch zur Genüge. Und häufig, ohne uns Gedanken darüber zu machen, was da alles ins Leckermäulchen hineinfliegt. Von wegen gebratene Hühnchen. Ich will nicht schon wieder auf den Löschblättern rumkauen. Keine Sorge. Da fliegt alles Mögliche rein. Letztendlich können es auch gesündere Dinge sein, und wir haben ein Problem. Nämlich dann, wenn die Klappe gar nicht mehr zugeht und das Tischlein-deck-dich nie leer wird.

Puh, war das jetzt eine Moralpredigt? Ich bin selbst ein wenig erschrocken. Keine Sorge, ich bin fertig und habe einen guten Vorschlag: Wir kommen endlich zur Aufgabe.

Wirf einen Blick auf dein Tischlein-deck-dich (siehe nachfolgende Tipps) und schau mal, was dort alles so steht. Dann ziehst du mal kräftig an der Tischdecke, und, schwupps, ist das Tischchen leer. Nun kannst du es neu decken. Überlege, was künftig alles auf deinem Tischchen stehen soll. Ich habe einen coolen Vorschlag: Wenn du Lust hast, machst du das mit einer Collage bzw. mit einem sogenannten Vision Board. Das wirkt noch einmal viel nachhaltiger. Hier kommt deine neue Aufgabe in Kurzfassung:

Mach dir Gedanken darüber, was du konkret an deiner Ernährung verändern willst. Sind es die Portionsgrößen, die Häufigkeit, wovon weniger, wovon mehr, etwas Neues? Was überhaupt? Welche Ernährungsform ist die, der du im Wesentlichen folgen möchtest?

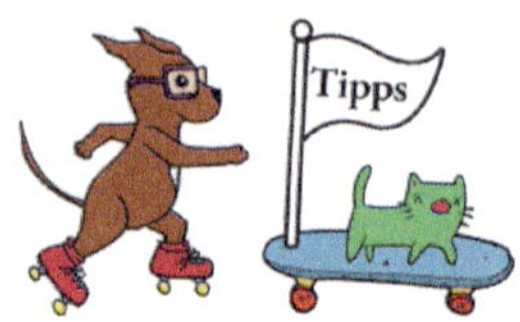

- Verschaffe dir einen Überblick über dein aktuelles Ernährungsverhalten anhand eines detaillierten Ernährungsprotokolls, denn Gefühl und Realität stimmen oftmals nicht überein.

- Ein idealer Zeitraum ist eine Woche. Du kannst zum einen mit Hilfe einer App (verschiedene kostenlose Anbieter findest du – wie schon erwähnt – im Internet) alles das, was du täglich isst und trinkst, erfassen.

- Eine weitere Möglichkeit ist ein Ernährungstagebuch in Bildform. Du fotografierst einfach alles mit dem Handy. Meine Erfahrung zeigt, dass das eine verblüffende Wirkung haben kann. Wenn du siehst, was im Laufe eines Tages alles zusammenkommt, hat das eine andere Wirkung, als wenn du es nur liest. Das kann schon erste Auswirkungen auf dein Ernährungsverhalten haben. Ich habe es erlebt, dass Klienten ziemlich erschrocken waren bzw. ihnen erst dann so richtig bewusstwurde, was da auf ihren Tellern passiert. Voraussetzung ist natürlich, dass du alles, wirklich alles, fotografierst.

Sport und Bewegung als Stoffwechselbeschleuniger

Heiß oder kalt?

Was passiert, wenn ein Wassertropfen auf eine heiße Herdplatte tropft? Da macht es ZISCH, und weg ist er. Und was passiert, wenn ein Wassertropfen auf eine kalte Herdplatte tropft?

Wer gerne Sport treibt und sich vor allem regelmäßig bewegt, ist im Vorteil. Der hat eine heiße Kiste. Und damit meine ich nicht in erster Linie den Allerwertesten. Bewegungsfreudige Menschen haben eine heiße Herdplatte. Sie haben einen heißen bzw. korrekt ausgedrückt: aktiven Stoffwechsel. Ihr Körper kann Kaloriensünden besser kompensieren. Vorausgesetzt, es handelt sich um gelegentliche Ausnahmen. Aber auch alles andere, was Menschen mit einem aktiven Stoffwechsel essen, kann viel effizienter vom Körper in Energie umgewandelt werden.

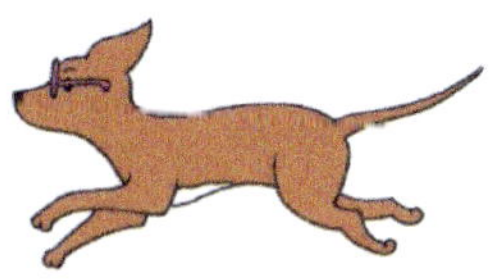

Eine große Rolle spielen Sport und Bewegung, wenn es darum geht, Bauchfett zu verlieren. Ich weiß, dass sich das viele Menschen wünschen, und vielleicht auch du? »Die Wissenschaft ist sich einig: Das klappt nur über die Energieverbrennung durch Sport und körperliche Aktivität.«[12] Wenn du nur an deiner Ernährung schraubst, schwindet zwar das Unterhautfettgewebe (subkutanes Fett) an Hüfte, Po und Oberschenkel, aber eben nicht zwangsläufig das am Bauch. Denn dort befindet sich das tiefliegende (viszerale) Fett, und das ist nicht nur hartnäckig, es birgt zusätzlich auch noch ein gesundheitliches Risiko. Somit lohnt es sich also, zusätzlich zu einer bewussten Ernährung seinen Allerwertesten von der Couch zu hieven.

---

[12] Prof. Dr. Ingo Froböse, Der Stoffwechsel Kompass, S. 194, Ullstein Verlag, 2. Auflage, 2022

Du musst dafür aber nicht mit Vollgas durch den Stadtpark sprinten. Es macht auch nichts, wenn du bisher noch gar nicht sportlich unterwegs warst. Juhu! Denn in erster Linie geht es um Bewegung. Weil Bewegung für jeden und natürlich auch für dich möglich ist. Im Prinzip immer und überall. Idealerweise mehrmals am Tag. Es muss noch nicht einmal lange sein. Mal eben zwischendurch geht auch. Vor allem: Mach es in deinem Tempo. Es ist dein Weg. Sorge dafür, dass es einer ist, den du gehen kannst. Hauptsache – ich kann es wirklich nicht oft genug sagen – du bewegst dich!

Warum das so wichtig ist und warum ich so darauf rumreite, wirst du gleich noch erfahren. Und na klar bekommst du das hin. Erst recht mit den zusätzlichen Tipps am Ende des Kapitels. Aber bitte noch nicht gleich zu den Tipps hüpfen. Weitsprung ist noch nicht angesagt. Wir wollen es doch nicht auf einmal übertreiben mit der Bewegung. Es fehlen noch ein paar wichtige Hinweise, damit du erfolgreich und mit Spaß unterwegs sein kannst. Am Ende vielleicht doch im Stadtpark. Du merkst es schon, ich bin mit Leidenschaft und Überzeugung bei der Sache. Ja, da sprühen bei mir die Funken. Und die möchte ich gerne auch auf dich übertragen. Ich bin nämlich ein eingefleischter Sportfreund. Und ich plädiere immer für Bewegung, ganz unabhängig von Pfundekiller-Wünschen.

Natürlich, das weißt du, spielt beim Abnehmen die Ernährung eine große Rolle. Aber wo kommt denn z. B. auch die körperliche und mentale Energie her, die du brauchst, um deine Gemütlichkeitspfunde loszuwerden? Bei mir ganz eindeutig auch von der körperlichen Aktivität. Und das – da bin ich mir sicher – wird auch bei dir funktionieren. Es ist sogar wissenschaftlich bewiesen: Sport hat Einfluss auf deine Psyche, und richtig dosiert ist Sport ein wahrer Energiebooster.[13] Es gibt also 1 000 Gründe, warum Bewegung so wichtig ist. Nicht nur für eine schlankere Taille.

---

[13] https://www.runtastic.com/blog/de/sport-psychische-gesundheit/, abgerufen am 08.02.2022

Mikrofitness verleiht Flügel

Weißt du, was viele Menschen abschreckt, wenn Sie an Sport denken? Anstrengung!

Und im gleichen Atemzug der Zeitfaktor. Ein Training muss schon mindestens 60 Minuten dauern. Sonst bringt es ja nichts. Richtig oder falsch?

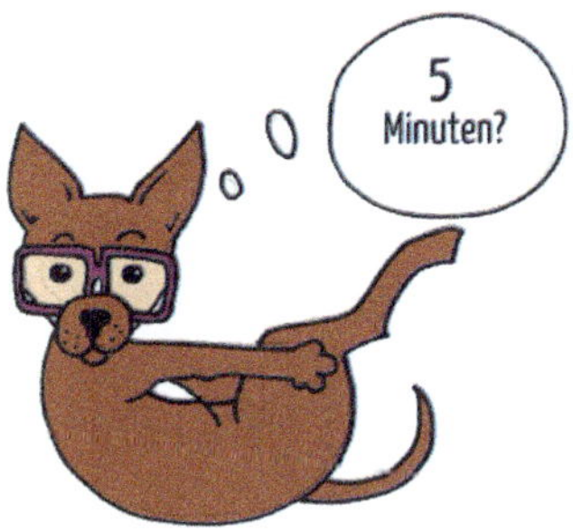

Natürlich sind auch kürzere Trainingseinheiten von 20 - 30 Minuten effektiv, wenn dadurch Trainingsreize gesetzt werden. Aber selbst das ist manchmal für waschechte Sportmuffel abschreckend. Warum? Weil die körperlichen Voraussetzungen nicht da sind, die nötige Fitness einfach fehlt. Wer schon nach fünf Minuten Sport z. B. in einem Gruppenkurs komplett schlapp ist, hat keinen Bock mehr. Erst recht nicht, wenn alle anderen nebenan rumturnen, als könnten sie das den ganzen Tag so weitermachen. Da sind Frust und der Weg zurück auf die Couch vorprogrammiert.

Was du also unbedingt brauchst, um überhaupt erst einmal anzufangen, ist das Gefühl der Machbarkeit. Um motiviert weiterzumachen, brauchst du kleine Erfolgserlebnisse. Und zwar nach jedem Training! Deswegen empfehle ich jedem Anfänger oder Wiedereinsteiger so gerne Mikrofitness. So nenne ich Mini-Trainingseinheiten, die nur aus zwei bis drei Übungen bestehen. Eine Trainingseinheit ist in fünf Minuten absolviert. Alle, die jetzt denken, pfff, was soll das denn? Wenn, dann trainiere ich schon gleich richtig. 2-3 x die Woche für eine Stunde ist mir lieber. Sonst lohnt es sich ja gar nicht, die Sportklamotten anzuziehen. Super, wenn du das machen möchtest und machen kannst, ist das prima. Und mach trotzdem zusätzlich noch Mikrofitness. Du wirst schon gleich sehen warum.

Grundsätzlich ist Mikrofitness wirklich für jeden machbar. Wenn du möchtest, kannst du auch gleich zwei Einheiten direkt hintereinander durchführen. Oder mehrere über den Tag verteilt. Eine am Vormittag und eine am Nachmittag. Das wäre auch perfekt. Kombinationsmöglichkeiten gibt es wirklich viele.

Doch was sind das für Übungen, die ich damit meine? Ich bin mir sicher, du möchtest ein kleines Beispiel. Da muss ich auch gar nicht lange überlegen. Und haue dir glatt die effektivste Fitnessübung der Welt (und das mit Vergnügen) um die Ohren: das Planking. Vielleicht kennst du es auch unter dem Begriff Unterarmstütz. Und ganz nebenbei, wenn du schon einmal geplankt hast, weißt du, wie lang sich eine Minute anfühlen kann. Zeit kann so relativ sein. Manchmal weiß ich selbst nicht, ob ich diese Übung lieben oder hassen soll. Ach, was rede ich denn da? Kannst du gleich wieder vergessen. Es ist die beste Fitnessübung der Welt. Basta! Und dennoch muss ich bei der Wahrheit bleiben: In Abhängigkeit von deinem Fitnesslevel können sogar 30 Sekunden schon eine Herausforderung sein. Aber ganz egal, welches Anfangsergebnis du erzielst, wenn du regelmäßig plankst, wirst du dich verbessern. Das kannst du gar nicht verhindern. Und wer klein anfängt, kann groß rauskommen. Tschakka! An dieser Stelle – und das einzige Mal in diesem Buch (versprochen!) – muss ich einfach diesen abgedroschenen Motivations-Schlachtruf in die Zeilen posaunen. Denn wusstest du, dass du beim Planking mit einem Schlag und in kürzester Zeit deinen ganzen Körper trainierst? Bauch, Rücken-, Bein-, Hüft-, Schulter-, Brust- und Gesäßmuskulatur – WOW, effektiver geht es nun wirklich nicht! Das allerschönste aber ist, dass jeder, wirklich jeder diese Übung machen kann. Natürlich kannst du das auch. Und nun rate mal, was jetzt kommt?

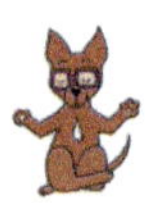

Aufgabe: Ich wäre nicht ich, wenn ich dich jetzt nicht anstacheln würde, es gleich einmal auszuprobieren. Hast du Lust? Was für eine Frage. Komm schon, auf geht's. Du brauchst dafür weder Sportklamotten noch irgendein Equipment. Vielleicht magst du ein Handtuch oder eine

Matte drunterlegen. Ich mache es aber meistens einfach so. Freestyle, wie es so schön heißt. Auf die Plätze, fertig, los:

Starte in der Bauchlage und lege deine Unterarme eng am Körper auf den Ellen ab (Ellenbogen auf Schulterhöhe). Stelle nun deine Füße auf und hebe den Körper an. Achte darauf, dass du ein Körperbrett bildest. Das heißt, Bauch einziehen und anspannen, Hüfte und Schultern auf einer Höhe, so dass du maximale Körperspannung entwickelst und trotzdem gleichmäßig atmen kannst. Kopf in Verlängerung zur Wirbelsäule. Und nun heißt es durchhalten, bis du nicht mehr kannst.

Wie war es? Ich bin jedenfalls mega stolz auf dich, dass du gleich losgelegt hast. Und du siehst: So einfach und schnell kann das gehen. Planken kannst du wirklich überall. Du musst dich noch nicht einmal auf den Boden legen. Tischplatten und Sitzflächen von Stühlen eignen sich genauso gut. Gerade für Ungeübte ist das eine tolle Variante für den Anfang. Du bringst deinen Körper einfach in eine schräge Position, indem du deine Ellen auf die Tisch- oder Sitzkante legst (was etwas leichter ist). Dafür hältst du auch länger durch. Darüber hinaus kannst du gerne auch variieren und verschiedene Planking-Varianten ausprobieren. Ich kann dir an dieser Stelle leider nicht alle Möglichkeiten erklären. Dafür ist das Spektrum viel zu groß. Aber im Internet findest du unzählige Beispiele mit guten Beschreibungen.

Wenn du darüber hinaus wissen möchtest, wie du deine (zeitlichen) Planking-Grenzen verschieben kannst, schau dir doch gerne mal mein Video auf meinem YouTube-Kanal dazu an: Planking (mentales Training) https://youtu.be/Co4cVxFxgqs

Ich selbst habe mich dort einer Challenge gestellt und 4:26 Minuten am Stück geplankt. Wie immer wird so eine Herausforderung auch im Kopf entschieden. Ich habe in diesem Video drei Tipps für dich. Schreibe mir gerne von deinen ganz persönlichen Erfolgen.

Mikrofitness kann natürlich weitaus mehr sein als nur Planks. Da gibt es unzählige Möglichkeiten, wie du das gestalten kannst. Mit meinen Klienten erarbeite ich immer ganz individuelle kleine Pläne. Und ich verrate dir, welche für mich die wichtigsten Kriterien sind:

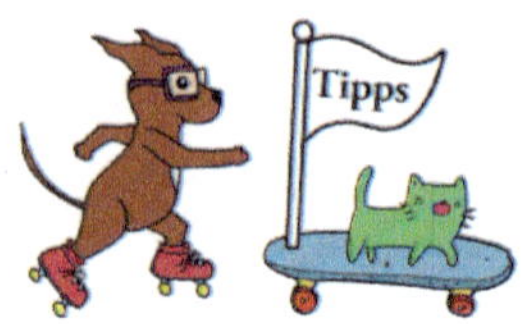

- Übungen, die zwischendurch, überall und ohne großen Aufwand gemacht werden können (ohne Sportbekleidung und ohne großes Schwitzen)
- Übungen, die hauptsächlich mit dem eigenen Körpergewicht ausgeführt werden können
- Übungen mit Alltagsgegenständen (Ordner, Wasserflaschen, Taschen, Stühle, Tische usw.). Sie können Hanteln ersetzen bzw. einen zusätzlichen Trainingsreiz auslösen.
- Beweglichkeitstraining (Dehnen) ist wichtig und kann auch Mikrofitness sein.
- Gleichgewichtstraining (Übungen mit instabilem Untergrund, Einbeinstand, geschlossene Augen) eignet sich wunderbar als Mikrofitnesseinheit.
- Übungen, die keinen (großen) zusätzlichen Zeitaufwand erfordern (was kann nach dem Aufwachen bereits im Bett gemacht werden, was während des Zähneputzens, Kochens, bei der Ausführung von Haushaltstätigkeiten, Bügeln, Wäsche aufhängen etc.), sind ziemlich clever.

- Ein fixer Plan (am besten nach Muskelgruppen aufgeteilt) für einen konkreten Zeitraum (bspw. 4 – 8 Wochen) gibt Struktur und sichert maximale Erfolge.

- Ein Ausweichprogramm (eine »Light-Version« für Null-Bock-Tage) sorgt dafür, dass etwas stattfindet, wenn durch den Reifen springen gerade schwierig ist.

- Und jetzt kommt etwas sehr Wichtiges: Übungen auswählen, die gerne gemacht werden. Denn über den Spaß an der Freude wird Lust auf mehr geweckt.

- Dann kann das, was notwendig ist (um Defizite oder Schwachstellen auszugleichen), aber vielleicht nicht so wahnsinnig gerne gemacht wird, mit der Sandwich-Methode untergejubelt werden (zwischen zwei Lieblingsübungen steckt eine unliebsame Herausforderung).

Ich verstehe, wenn jetzt bei dir zusätzlich der Wunsch nach etwas Konkretem auftaucht. Nach einzelnen Übungen oder gar einem Trainingsprogramm. Doch womit soll ich um die Ecke kommen? Was soll ich dir empfehlen? Da müsste ich wirklich etwas mehr von dir wissen.

Stell dir vor, du fragst mich: »Wohin soll ich in den Urlaub fahren?«, und ich sage: »Den schönsten Urlaub kannst du in Italien verbringen. Und am allerbesten in Montalcino!« AHA. Und jetzt kommst du: »Geht nicht. Ich habe eine Sonnenallergie.« Oder: »Da war ich schon so oft. Ich würde gerne mal etwas anderes kennenlernen. Oh, habe ich nicht gesagt, dass ich nur ein verlängertes Wochenende Zeit habe? Das wird knapp. Ich habe kein Auto. Das liegt doch in der Walachei. Wenn schon Italien, dann aber eine Metropole. Was soll ich in Montalcino? Wein trinken? Ich dachte eher an sowas wie den Jakobsweg auf Italienisch. Ein bisschen mehr Action habe ich mir schon vorgestellt.«

Ich könnte jetzt ewig so weitermachen. Aber ich hoffe, du merkst schon, in welche Richtung das geht. Ja, auch Trainingsprogramme müssen sehr individuell gestaltet werden. Ich bin keine Freundin von nullachtfünfzehn. Denn damit kommt man oft nicht an das gewünschte Ziel. Trainingsempfehlungen hängen von vielen verschiedenen Faktoren ab (Alter, Geschlecht, Gewicht, Trainingslevel, Trainingserfahrung, Gesundheitszustand, gesundheitliche Einschränkungen, berufliche Belastung etc.). Vielleicht hast du ja ein Repertoire aus deiner sportlichen Vorgeschichte, auf das du zurückgreifen kannst? Neue Inspirationen kannst du dir in jedem Fall auf YouTube holen. Auch da gibt es unzählige Möglichkeiten. Ich finde den Kanal WORKOUT super. Dort findest du unglaublich viele Mini-Trainingseinheiten (über 600 Videos mit einer Länge von 5 bis 12 Minuten – Stand März 2022). Ziemlich bekannte, aber kostenpflichtige Online-Plattformen sind z. B. Gymondo oder Freeletics. Dort findest du ein ebenso großes Angebot an Trainingsprogrammen. Und wenn du es ganz individuell und höchst professionell magst, buchst du dir vielleicht einen Trainer oder eine Trainerin.

Mikrofitness ist wirklich cool. Ganz egal, ob du eine oder mehrere von diesen Trainings-Häppchen machst, du kannst immer stolz auf dich sein. Gerade, wenn du bisher ein Sportmuffel warst. Für dich verbuchst du das in jedem Fall als »Training«. Entscheidend ist nicht, wie lange du (am Stück) aktiv bist oder ob es jetzt mega anstrengend war, sondern dass du etwas gemacht hast. Jede, wirklich jede Bewegung zählt! Training – vor allem in der etwas knackigeren Form – entsteht aus Freude an der Bewegung. Und sollte diese Freude abhandengekommen oder noch nie dagewesen sein, kannst du sie beleben, indem du es piano angehen lässt. Anstrengung hoch drei? Das muss raus aus deinem Kopf. Es sei denn, du bist sehr gut trainiert und willst das. Effektiv zu trainieren, heißt nicht nur, Vollgas zu geben. Das bedeutet nicht, dass du dich mit hängender Zunge verausgaben oder ackern musst, bis du auf dem Zahnfleisch kriechst. Schweißgebadet und platt wie eine Flunder in den Seilen hängen? Nein, darauf kommt es wirklich nicht an. Ebenso wenig auf Muskelkater. Im Gegenteil. Es kommt auf Trainingsreize an. Sie entstehen, wenn du dich ein bisschen mehr und intensiver bewegst, als du es zuvor getan hast. Entscheidend ist auch, dass du regelmäßig am Ball bleibst. Das bekommst du schon alleine mental mit kurzen Einheiten viel besser hin. Besser, als wenn du weißt, da wartet ein 1-Stunden-Training auf dich. Du wirst sehen, dass du ab und zu sogar freiwillig mehr machst. In jedem Fall verbesserst du dich. Langsam, aber stetig. Das nenne ich: clever trainieren.

Hast du Sitzfleisch?

Okay, (mehr) Bewegung ist also das Ziel. Was machen viele Menschen aber den ganzen Tag? Dauersitzen! Im Büro, im Auto, am Essenstisch, auf der Couch. Dauersitzen ist die Realität. Und mit dem Homeoffice ist das leider nicht besser geworden. Im Gegenteil. Das hat nicht selten zu zusätzlichen Pfunden geführt. Von wegen Hüftgold, Sixpack im Speckmantel und Winkearm. Vielleicht hast du ein ganz anderes Problem? Und das heißt Sitzfleisch.

»Denn Sitzen verbraucht kaum Energie, der Organismus arbeitet im Sparmodus« und »Sitzen macht dazu noch Appetit.«[14] Sitzen ist, wenn du so willst, ein Synonym für mangelnde Bewegung. Praktisch gleichbedeutend. Und Fakt ist, wir sitzen immer mehr. Mehr als uns das teilweise lieb ist.

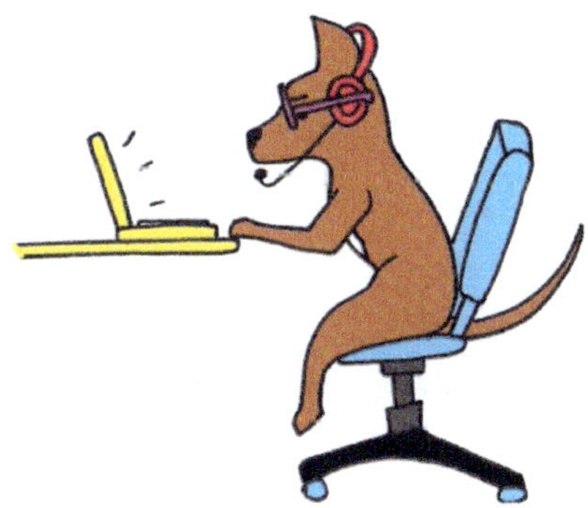

Ich habe oft von Klienten und Freunden gehört, dass sie in der Zeit der Pandemie durch aus aktiv waren und versucht haben, ihre sportlichen Aktivitäten aufrechtzuerhalten. Sie waren mehr in der Natur unterwegs, sind teilweise häufiger gejoggt, haben sich Kleinequipment wie Hanteln oder ähnliches angeschafft oder den einen oder anderen Online-Kurs besucht. Und trotzdem: Auf der Waage ging der Zeiger nach oben.

Woran lag das wohl? Möglicherweise auch an der Ernährung. Ganz sicher ist aber, dass durch die Immobilität und das Homeoffice viele Alltagsbewegungen automatisch weggefallen sind. Wie schon gesagt: Wir sitzen, sitzen und sitzen. Überlege

---

[14] Carmen Jochem, Michael Leitzmann, Sitzstreik, Verlag Herder, 2018

doch einmal, wie das bei dir ist. Wie lange sitzt du am Tag? Was glaubst du? Ich bin mir sicher, dass du das möglicherweise unterschätzt. Es könnte sogar sein, dass du ein wenig geschockt bist, wenn du das mal transparent machst. Nämlich wenn du feststellst, dass es (viele) Tage gibt, an denen du dich maximal zur Toilette und zum Kühlschrank bewegst. Oder wenn du im Supermarkt durch die Gänge läufst, um Nachschub für die Futterkammer zu besorgen. Das ist leider oftmals Homeoffice-Alltag. Nein, ich möchte dich auf gar keinen Fall entmutigen, sollte das bei dir so sein. Aber glaube mir, das macht etwas mit dir, wenn du es dir mal schwarz auf weiß vor Augen führst. Erst dann macht es oftmals richtig KLICK im Oberstübchen. Und das ist sehr wichtig. Das wirst du später im Buch noch sehr detailliert bei den Kapiteln zu den Gewohnheiten erfahren. Oft ist uns nämlich gar nicht bewusst, was wir tun oder auch nicht tun. Ganz häufig denken wir auch einfach nicht groß darüber nach. Wenn du aber erfolgreich etwas an deinem Verhalten verändern möchtest, musst du es als erstes sichtbar machen. Verschaffe dir also einen detaillierten Überblick über das, was dein aktueller Zustand ist. Auch oder gerade über scheinbare Nebensächlichkeiten wie das Sitzen.

Kleinvieh macht auch Mist

Ziemlich clever ist das, nicht nur auf Sport zu setzen. Ganz unabhängig davon, ob du untrainiert oder trainiert bist. Denn selbst, wenn du Sport gewöhnt bist: Ein Training, das vielleicht zwei bis drei Mal die Woche durchgeführt wird, führt nicht zwangsläufig zu einem aktiven Stoffwechsel, wenn danach wieder Dauersitzen angesagt ist.[15]

Wenn du bis jetzt mit Sport noch nicht so viel am Hut hattest, bringst du deinen Stoffwechsel eben peu à peu in Schwung. Das funktioniert auch. Ob du jetzt sportlich trainierst oder dich mit kleinen Schritten an ein Training herantastest, erfreulich

[15] https://www.brigitte.de/gesund/gesundheit/fitness--10-fakten-zum-stoffwechsel-10230204.html, abgerufen am 26.01.2022

ist die Tatsache, dass es laut neuester Studien auch auf die Alltagsbewegung ankommt!.[16] Dafür gibt es sogar einen Fachbegriff, und vielleicht hast du schon einmal davon gehört oder gelesen: NEAT[17]. NEAT – damit ist Bewegung gemeint, die vollkommen sportunabhängig ist. Also alles, was du im Alltag machst, wenn du nicht gerade auf deinen vier Buchstaben sitzt oder irgendwo rumliegst. Jeder Gang, aber auch nur banales Aufstehen, Kochen, Haus- und Gartenarbeit, Treppe statt Lift, ja, sogar bloßes Wippen mit den Füßen, all diese Dinge. Ist das ein alter Hut für dich? Na, dann wird es Zeit, dass du ihn wieder aufsetzt. Das soll wirklich etwas bringen? Im Einzelfall sicherlich nicht. In der Summe auf einen Tag gesehen schon. Und über einen längeren Zeitraum erst recht. Und nicht vergessen, wir wollen immer noch die Herdplatte erwärmen. Sozusagen zwei Fliegen mit einer Klappe schlagen: Mehr Kalorienverbrauch und einen aktiven Stoffwechsel!

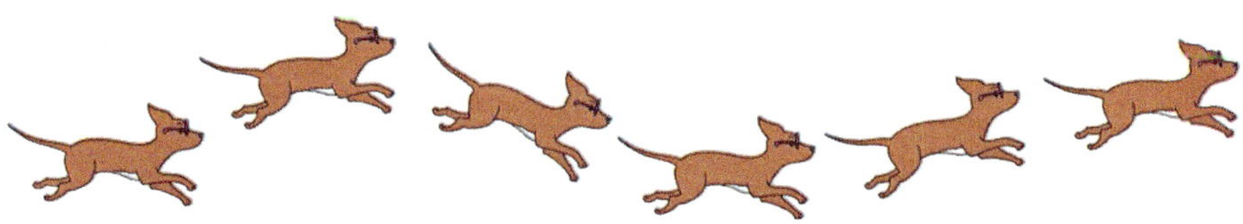

---

16 https://www.fitforfun.de/abnehmen/schlank-ohne-sport/schlank-im-alltag_aid_9902.html, abgerufen am 26.01.2022

17 https://magazin.barmer.de/tipps/was-genau-ist-neat/, abgerufen am 25.01.2022

Wie du an dieser Grafik sehen kannst, ist NEAT der zweitgrößte Energiefresser nach dem Grundumsatz. Und nicht Sport. Das ist doch schon einmal sehr interessant.

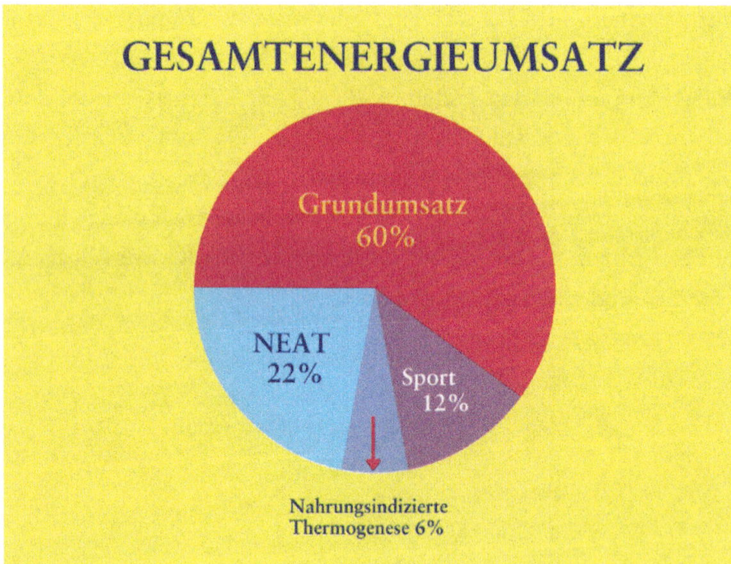

Zusammensetzung des Energieverbrauchs (eigene Darstellung, in Anlehnung an Foodspring®)

Wenn du nun aber acht Stunden am Tag im Büro sitzt und nur geringfügig aufstehst, dann mit dem Auto nach Hause fährst, dich dort auch wieder auf die Couch setzt oder legst, um danach ins Bett zugehen, heißt das nicht, dass du auch einen NEAT-Wert von ca. 22 % erreichst. Hier können zwischen einem aktiven Menschen und einem Dauersitzer erhebliche Unterschiede von bis zu 1 000 kcal am Tag auftreten.[18]

---

[18] https://science-fitness.de/koerper/stoffwechsel, abgerufen am 27.01.2022

Das ist eine Menge! Nur zur Erinnerung: Ich müsste dafür 2 Stunden und 15 Minuten Joggen gehen.

Schon bloßes Stehen verbrennt mehr Kilokalorien als Sitzen. Auch wenn das noch kein Argument ist, das dich jetzt sofort vom Hocker reißt, lohnt es sich, mal einen Blick auf ein paar Zahlenbeispiele zu werfen. Fangen wir an mit einem Beispiel aus dem Alltag, der Hausarbeit.

So viele Kilokalorien kann eine 50-jährige Frau mit einem Gewicht von 70 kg in 30 Minuten verbrennen:[19]

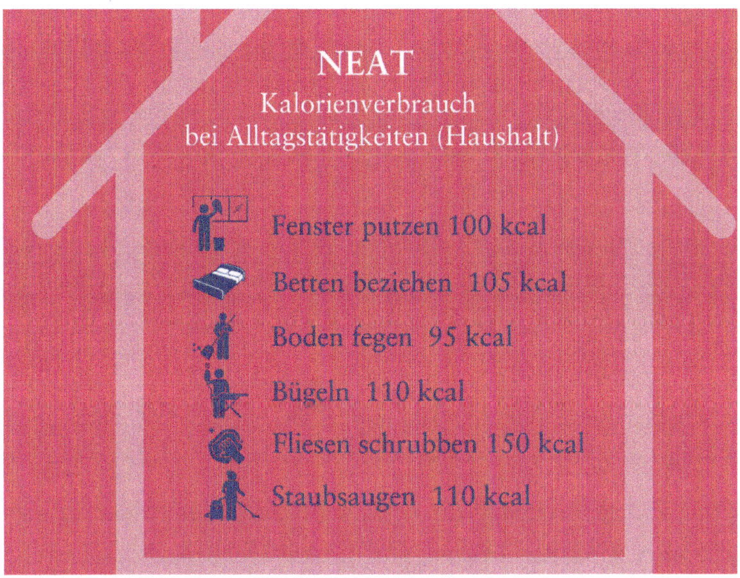
NEAT
Kalorienverbrauch
bei Alltagstätigkeiten (Haushalt)
Fenster putzen 100 kcal
Betten beziehen 105 kcal
Boden fegen 95 kcal
Bügeln 110 kcal
Fliesen schrubben 150 kcal
Staubsaugen 110 kcal

[19] https://www.myself.de/gesund/fitness/kalorienverbrauch/, abgerufen am 27.01.2022

Drei Stunden Hausarbeit und 670 verbrannte Kilokalorien. Da kann ich nur sagen: Schafft eure Putzfrauen ab, und macht nach Möglichkeit alles selbst.

Nehmen wir mal an, das wäre dein Putzpensum pro Woche. Nach elf Wochen hättest du dann 7 370 kcal verbrannt. Und, hoppla, das entspricht in etwa einem Kilogramm Fett. Es könnte dein Körperfett sein, das dahingeschmolzen ist. Okay, jetzt sagst du vielleicht: Ich habe gar keine Putzfrau, das mache ich sowieso schon selbst. Oder aber: Ich habe deswegen eine Putzfrau, weil ich einfach keine Zeit zum Putzen habe. Ich habe einen anstrengenden (Büro-)Job. In dem du womöglich viel sitzt? Gut, dann machen wir doch einfach noch ein anderes Rechenbeispiel.

Stell dir vor, du schiebst den Bürostuhl mal beiseite und verrichtest ein paar Arbeiten im Stehen. Das ist easy peasy. Denn: Es gibt Stehschreibtische, beim Telefonieren bietet es sich an, und ja, auch in Zoom-Konferenzen ist das möglich. Habe ich kürzlich erst gesehen. Wirkte, mal ganz nebenbei, sehr dynamisch. Noch dazu gibt es kaum Ausreden. Wie oft habe ich es schon gehört: »Ich habe keine Zeit, um zwei oder drei Mal pro Woche zum Sport zu gehen.« Ich hatte sogar mal eine Klientin, die auf meinem Anamnesebogen auf die Frage: Wie viel Zeit (in Minuten) kannst du pro Woche für Sport aufbringen, folgende Antwort schrieb: 0. Und dahinter: Ich habe keine (zusätzliche) Zeit für Sport, da ich sehr viel arbeite.

In dem Buch »Sitzstreik« von Carmen Jochem und Michael Leitzmann habe ich dazu etwas gelesen, das mir außerordentlich gut gefällt. So gut, dass ich es dir nicht vorenthalten möchte:

»*Ich habe keine Zeit, dreimal pro Woche joggen zu gehen!* – dieses Argument kommt dem einen oder anderen vielleicht bekannt vor. *Mir fehlt einfach die Zeit, um weniger zu sitzen!* hört man hingegen nicht so häufig. Ebenso: *Aufstehen dauert immer so lange!*« [20]

Herrlich, oder? Vielleicht machst du dir ein Schild mit genau diesen zwei Aussagen und stellst es auf deinen Schreibtisch. Wann immer du es siehst, stehst du vielleicht

[20] Carmen Jochem, Michael Leitzmann, Sitzstreik, S.118, Verlag Herder, 2018

schmunzelnd von alleine auf, denn Ausreden gibt es nun keine mehr. Und schau mal, das lohnt sich sogar:

Kalorienverbrauch pro Tag durch Stehen

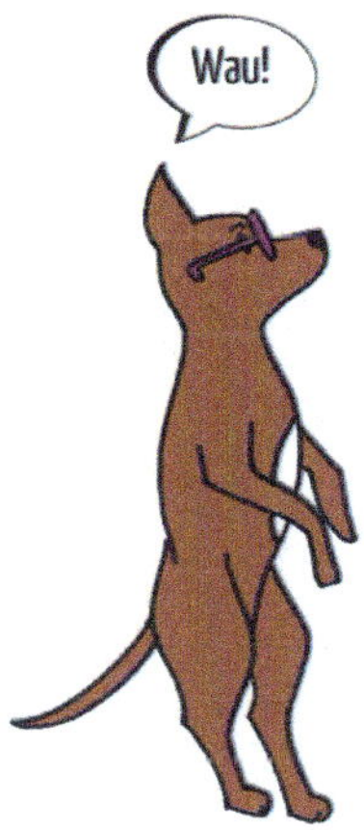

30 Minuten Stehen verbrennen 21 kcal

1 Stunde Stehen verbrennt 42 kcal [21]

3 Stunden Stehen verbrennen 126 kcal

Pro Arbeitswoche sind das 630 kcal (wenn du drei Stunden pro Arbeitstag stehst).

Nach elf Arbeitswochen wären das 6 930 kcal, und das entspricht in etwa einem Kilogramm Fett. Auch das könnte wieder dein Körperfett sein, das dahingeschmolzen ist.

Jetzt stell dir doch mal vor, du schwingst zwischendurch einfach mal mit den Armen, wippst mit den Füßen oder gehst ein wenig hin und her (das ist eh besser und gesünder als bloßes, starres Stehen). Das wären alles zusätzliche Mini-Kalorien, die auf deinem Verbrauchskonto landen. Oh, Konto ist ein gutes Stichwort. Ich kenne einige Menschen, die haben einen Heidenspaß daran, jedem Cent hinterherzujagen. Denn Kleinvieh macht ja bekanntlich auch Mist. Wie wäre es denn mal, jeder verbrauchten Kalorie hinterherzujagen? Die anderen bekommen zwar ein dickeres Konto, aber du einen schlankeren und vor allem gesünderen Körper. Und den auch noch gratis dazu. Was, meinst du, wäre wohl die bessere Altersvorsorge?

---

[21] https://www.brigitte.de/gesund/abnehmen/stehen-im-buero-verbrennt-350-kalorien-am-tag-10894554.html, abgerufen am 27.01.2022

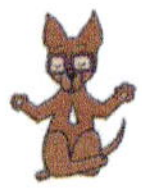

Aufgabe: Hallo Kalorienjäger! Ich habe mir gedacht, wir spielen heute mal Stuhlpolka.

Ähnlich wie bei dem beliebten Gesellschaftsspiel, das so viele Namen hat. (Ist der Groschen schon gefallen?) Heute tanzt du um deinen Stuhl. Du gewinnst aber nicht, wenn du einen Stuhl ergatterst, sobald die Musik ausgeht. Du bist Sieger, wenn du stehenbleibst. Und weißt du was? Das Ganze funktioniert ohne Musik. Aha, und wie funktioniert nun das Spiel?

1. **Wann immer du normalerweise sitzen würdest, schaust du, ob du auch stehen kannst. Im Bus, in der Bahn (Auto lieber nicht), im Büro (da gibt es unzählige Möglichkeiten), im Alltag sowieso, nur im Stehen schlafen ist dann wieder schlecht.**

2. **Schreibe die Minuten, Stunden auf, und summiere das Tagesergebnis. (Ich nehme im Übrigen gerne Rekorde entgegen.)**

3. **Diese Stehstunden multiplizierst du jetzt mit den 42 Kilokalorien (Kalorienverbrauch für eine Stunde Stehen – siehe oben).**

4. **Dieses Tagesergebnis (verbrauchte Kilokalorien) multiplizierst du nun mit 230 (= Durchschnittswert für die Arbeitstage bei einer 5-Tage-Woche abzgl. Urlaub).**

5. **Dieses Ergebnis teilst du zum Schluss durch 7 000 (entspricht ca. 1 kg Fett) und freust dich über das Ergebnis wie ein Schnitzel (das du aber nicht gleich verdrücken musst).**

6. **Was ist herausgekommen? Ich bin so neugierig!**

WAHNSINN – Das könnte dein Körperfett sein, das nach einem Jahr geschmolzen ist. Natürlich nur, wenn du die verbrauchten Kalorien nicht an anderer Stelle wieder einfährst. Natürlich handelt es sich hierbei nicht um eine exakte Rechnung, auf die du mich festnageln kannst. Aber wie immer geht es darum, dass du eine andere Einstellung – in diesem Fall zum Sitzen – bekommst und Veränderungen in Gang setzt. Diese werden sich dann zwangsläufig positiv auswirken. Wenn du also diese Übung gemacht hast, ziehe vor allem ein Resümee und bewerte deinen Stuhlpolka-Tag. Wie einfach war es, das eine oder andere Mal zu stehen? Und ist das Sitzen oftmals nicht reine Gewohnheitssache?

Fassen wir noch einmal zusammen: Sport macht nicht automatisch schlank, aber Sport spielt beim Abnehmen eine Rolle. Sport ist gut für einen aktiven Stoffwechsel. Ebenso helfen Bewegungs-Häppchen (Mikrofitness) und viele Alltagsbewegungen, deinen Stoffwechsel (wieder) auf Trab zu bringen oder zu halten. Ich plädiere für alles!

Ich bin Personal Trainerin, ist doch klar, dass ich dich auch an Sport heranführen möchte. Das kann ganz sanft und fast unbemerkt passieren. Wenn du dich grundsätzlich mehr bewegst, wirst du spüren, wie gut dir das tut. Ich habe oft erlebt, dass daraus die Lust entsteht, sich zu steigern. Und so können aus Bewegung auch eine neue sportliche Leidenschaft und Training entstehen. Meine Erfahrung zeigt, dass jeder Mensch sich gerne bewegt. Das liegt einfach in unserer Natur. Schau dir mal Kinder an, wie natürlich sie umherspringen, laufen und oftmals gar nicht zur Ruhe zu bringen sind. Im Erwachsenenalter bzw. mit zunehmendem Alter haben es viele verlernt, diesem natürlichen Bedürfnis zu folgen. Aber entscheidend ist auch noch eine andere Sache: Du musst etwas finden, das dir Spaß macht. Finde heraus, was das sein kann. Dann macht es dir Freude, auch mal etwas mehr Gas zu geben. In jedem Fall lohnt sich das. Denn Sport wirkt auf den Stoffwechsel wie ein Rohrreiniger.

Are you crazy? Es wird immer verrückter. Vom Löschblatt über heiße Herdplatten nun gleich zu einem weiteren verrückten Vergleich. Das macht mir richtig Spaß. Wie du schon mitbekommen hast, liebe ich Metaphern. Denn durch sie kann ich dir komplizierte Dinge einfach und verständlich erklären. Und glaube mir, Stoffwechselprozesse sind keine leichte Kost. Das ist Biochemie pur. Dafür gibt es viele Expertenbücher, die ich dir gerne ans Herz lege, wenn du dich intensiver mit den Zusammenhängen beschäftigen möchtest. Denn das ist wichtig. Wenn du genau verstehst, warum du das eine tun oder das andere lassen sollst, steigt dein Durchhaltevermögen. Ich mache das hier in diesem Buch auf meine ganz eigene Art. Das hast du ja auch schon mitbekommen. Ich arbeite oft mit einprägsamen Bildern und, ja, auch mit ungewöhnlichen Vergleichen. Hauptsache leicht verständlich. Dabei provoziere ich gerne ein Schmunzeln. Auch Lachen ist ausdrücklich willkommen. Kann natürlich sein, dass der eine oder andere Vergleich etwas hinkt. Das macht aber gar nichts. Entscheidend ist nur, dass du ungefähr verstehst, was in deinem Körper passiert. Dass du das Grundprinzip verstehst. Und dann ist das so, als würde ein kleines Licht aufgehen

Also her mit dem Rohrreiniger

Wie wirkt Sport auf den Stoffwechsel? Ich sage gerne: wie ein Rohrreiniger!

Wenn dein Stoffwechsel durch falsche Ernährung, Diäten und Bewegungsmangel einmal so richtig im Keller ist, passiert es, dass deine Leitungen verstopfen. Ich könnte auch sagen: Das Rohr ist zu. Im Grunde genommen aber nur in eine Richtung. Es geht was rein, aber nichts wieder raus. Fett speichern: JA, Fett verbrennen: NEIN. Da hilft es dann auch nicht mehr, den Fokus auf die Ernährung zu richten.

Denn »mit einem auf Sparflamme laufenden Stoffwechsel ist es nahezu unmöglich abzunehmen – egal wie energiearm, gesund oder fettbewusst wir essen«.[22]

Und noch schwieriger wird es, wenn du kein blutjunger Hüpfer mehr bist. Denn mit zunehmenden Alter – das weißt du sicherlich – laufen alle Stoffwechselprozesse automatisch langsamer ab.

Was machst du eigentlich bei einem verstopften Rohr in deinem Haushalt? Verwendest du einen Rohrreiniger? Bestimmt. Denn der macht den Kanal wieder frei. Auch wenn das gewünschte Ergebnis nicht sofort einsetzt. Und damit das erst gar nicht (wieder) passiert – denn wer hat schon Lust auf ein verstopftes Rohr – verwendest du ihn bestimmt prophylaktisch und vor allem regelmäßig.

Mehr Alltagsbewegungen, Mikrofitness, im Grunde genommen jede Aktivität helfen dir, das Rohr wieder freizubekommen. Das dauert aber seine Zeit. Sport beschleunigt den Prozess und wirkt natürlich »aggressiver« oder besser gesagt effektiver auf das gewünschte Ergebnis. Sport hat aber noch einen zusätzlichen Effekt. Er kann dafür sorgen, dass das Rohr nicht nur frei wird, sondern auch etwas dicker. Das heißt, es kann dann auch mehr fließen. Mehr Fett wird von deinen Hüften gezogen, um daraus Energie zu gewinnen. Durch Ausdauersport zum Beispiel. Dort gibt es eine Trainingsmethode, mit der du den Fettstoffwechsel gezielt trainieren kannst. Und dann ist es möglich, dass unter Belastung 15 bis 20 % mehr Fette zur Energiegewinnung herangezogen werden.[23]

Selbst, wenn du schon längst auf der Couch liegst, kann dein Rohrreiniger Sport wirken. Nämlich dann, wenn du durch Krafttraining dafür sorgst, dass du mehr

---

[22] Prof. Ingo Froböse, Das Anti-JoJo-Prinzip, S. 20, Gräfe und Unzer Verlag, 2. Auflage 2011

[23] https://www.trainingsworld.com/ernaehrung/abnehmen/fettverbrennung-unter-belastung-beim-training-1549145, abgerufen am 28.01.2022

Muskeln aufbaust. Nur noch mal zur Erinnerung: Diese kleinen Kraftpakete verbrauchen rund um die Uhr Energie.

Natürlich kann Sport eine wichtige Rolle spielen, wenn es ums Abnehmen geht. Aber eben nicht nur. Interessanter als der Kalorienverbrauch ist die Wirkung auf den Stoffwechsel. Um deinen Stoffwechsel zu aktivieren, musst du dich prinzipiell viel bewegen. Vor allem im Alltag.

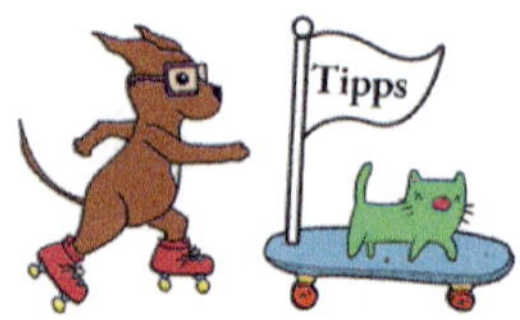

- Bist du ein Sitzenbleiber? Führe doch mal ein Sitzprotokoll und notiere, wie viele Stunden du an einem normalen Arbeitstag sitzt, stehst oder in Bewegung bist. Die Empfehlung aus dem Buch »Sitzstreik« lautet: 50 % Sitzen, 25 % Stehen, 25 % in Bewegung sein.[24] – Wo gibt es Abweichungen?

- Notiere Möglichkeiten, wie du das Dauersitzen unterbrechen kannst, wenn du die Empfehlung nicht erreichst. Stress dich nicht. Jede Verbesserung zählt und kann gesteigert werden. Alles, was in Sichtweite ist oder als Reminder eingerichtet wird, hilft dir, neue Routinen zu entwickeln. Also mach es offensichtlich – du solltest förmlich darüber stolpern.

- Erstelle dir kleine Mikrofitness-Programme (wenn nötig holst du dir dafür professionelle Unterstützung), und lege fest, wann du sie in deinen Alltag integrierst. Auch hier gilt das Prinzip: lieber klein anfangen und steigern.

---

[24] Carmen Jochem, Michael Leitzmann, Sitzstreik, S.133, Verlag Herder, 2018

- Mach doch mal einen Anti-Bequemlichkeits-Tag und steigere deine Aktivitäten im Alltag. Was auch immer es ist. Wann immer du merkst: Hier bin ich zu faul, hier habe ich keine Lust, das ist mir zu umständlich, hier mache ich es mir leicht, wählst du einfach den »unbequemen«, in jedem Fall aktiveren Weg. Du wirst sehen, das kann sogar ziemlich lustig sein, wenn du es ganz bewusst machst.

- Du wolltest schon immer einmal eine bestimmte Sportart ausprobieren? Auf geht's, dafür ist es nie zu spät. Ich habe selbst erst mit 49 Jahren das Tennisspielen angefangen, und heute ist es mein Lieblingssport.

- Einmal am Tag musst du wenigstens raus, Gassi gehen. Das ist keine Option, das ist aus meiner Sicht ein Muss. Und wenn es da bei dir hapert, zehn Minuten frische Luft sind immer möglich. Nach oben sind natürlich keine Grenzen gesetzt.

- Und schau mal am Ende (einer Woche beispielsweise) auf deine Ergebnisse (Voraussetzung: Du notierst alles). Du wirst stolz auf dich sein. Und das allerbeste: Du wirst es spüren.

Hunger, Durst oder Appetit? – Warum wir essen

Würstchen zum Kaffee

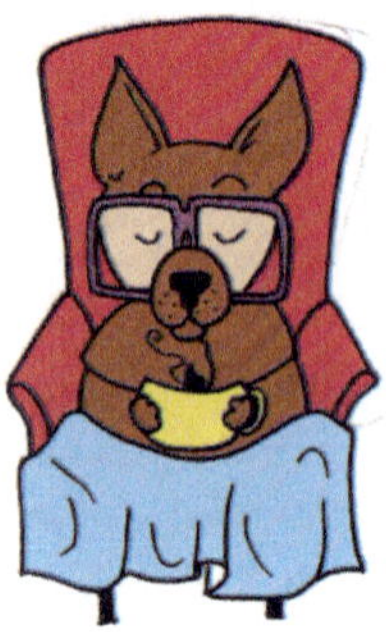

Wie wäre es denn mit einem Kaffee und einem Würstchen? Um 15 Uhr, zur typischen Kaffeezeit? Ich lade dich gerne ein. Meine Klientin schaut etwas verwundert und sagt: »Ich mag deinen Humor, Birgit. Ich komme gerne, aber Würstchen zum Kaffee? Das passt doch gar nicht! Kuchen, das wär's doch, und wie du ja immer sagst, ist gelegentliches und kontrolliertes Sündigen kein Problem.« Das stimmt, erwidere ich. Aber wenn du echten Hunger mitbringst, wäre es im Prinzip egal, was ich dir anbiete.

Wann hattest du eigentlich das letzte Mal Hunger? Ich meine, so richtigen Hunger? Und machst du dir gelegentlich Gedanken darüber, warum es dich an den Kühlschrank, zum Bäcker oder die Imbissbude treibt? Es gibt unendlich viele Gründe dafür, und am wenigsten ist es Hunger.

Gott sei Dank ist der echte Hunger in unserem Land kein Problem mehr. In einer Überflussgesellschaft wie der unsrigen ist Nahrung immer verfügbar. Du kannst sofort und überall etwas Essbares auftreiben. Und das ruckzuck. Sagen wir mal in fünf Minuten. Wenn du überhaupt so lange brauchst. Du glaubst das nicht? Dann machen wir doch mal einen Test.

Wo befindest du dich jetzt gerade, während du diese Zeilen liest? Bist du eventuell zu Hause und sitzt mit meinem Buch gemütlich auf deiner Couch? Siehst du: Noch nicht einmal fünf Minuten wirst du brauchen, denn dein prall gefüllter Kühlschrank ist garantiert nur einen Katzensprung entfernt. Aber auch an jedem anderen Ort – und da wette ich mit dir – wirst du innerhalb kürzester Zeit etwas auftreiben können, was du dir genussvoll in den Mund schieben kannst. Es sei denn, du befindest dich gerade auf einer Expedition zum Nordpol. Dann könnte es ein wenig schwieriger werden.

Schade, aber ich vermute einmal, dass du jetzt nicht durch die Straßen deiner Stadt, deines Ortes oder deines Viertels läufst. Dort gibt es mit Sicherheit unzählige Möglichkeiten. Ob Bäcker, die wie Pilze aus dem Boden schießen, immer wieder neue Fastfoodketten, alternative Imbissrestaurants, ein Donut-Laden, eine Würstchenbude, Supermärkte, Restaurants – noch nie schien das Angebot größer und vielfältiger. Sie allesamt sorgen dafür, dass unsere Speisekammern und Mägen stets gut gefüllt sind. Echter Hunger entsteht oftmals gar nicht mehr. Wir sind vorab schon gut dabei. Denn wir essen sehr oft prophylaktisch und realisieren das gar nicht bewusst. Warum? Ganz einfach: weil wir es so gewohnt sind. Hast du bestimmte Essenszeiten? Frühstück, Mittag, Abend – das ist bestimmt auch deine Struktur. Und vielleicht sogar zu ganz festgelegten Zeiten. Auf der anderen Seite gibt es lieb gewonnene Traditionen. Diese sind oftmals schon seit Kindertagen als Rituale fest verankert und einprogrammiert: Kaffeezeit ist Kuchenzeit, nicht wahr? Am Nachmittag bitte schön. Und um Punkt 15 Uhr liegt er mit auf dem Kuchenteller. Von wem ich spreche? Du ahnst es schon, dein Hunger ist es nicht.

Guten Appetit!

Er täuscht dich, er verführt dich, und er verwirrt deine Sinne. Schier unersättlich kann er sein. Du liebst ihn, und gleichzeitig verteufelst du ihn. Nein, ich spreche nicht von Mephisto. Auch wenn aus Lust manchmal im Nachhinein Frust entsteht. Fakt ist: Würde es ihn nicht geben, hättest du keine Gemütlichkeitspfunde. Er sorgt sehr oft dafür, dass du häufiger und mehr isst. Mehr als du zum Sattwerden oder Hungerstillen brauchst. Und natürlich ist die Rede von deinem Appetit!

Ist er vielleicht doch ein bisschen wie Mephisto? Stell dir doch vor, wir hätten ihn nicht. Das Leben wäre nur halb so genussvoll. »Der Geist, der Böses will und Gutes schafft.«[25]

Gut, wortwörtlich nehme ich es nicht. Aber wie wäre es denn mit ein wenig Humor?

Stell dir doch spaßeshalber einmal Folgendes vor: Wenn du das nächste Mal vom Duft frischer Backwaren an einer Kuchentheke vorbeikommst, sitzt ein kleiner Mephisto auf deiner Schulter. Natürlich will er, dass du dir das allerleckerste Teilchen aussuchst. Und er wird alles tun, um dich in Versuchung zu führen. »Schau doch wenigstens, was es heute so gibt. Ich bin mir sicher, die Macarons, die du so liebst, sind da.« Du aber sagst augenzwinkernd: »Heute nicht! Heute lass ich mich nicht von dir verführen« – und ziehst fröhlich weiter. Wie klingt das? Das wäre doch mal einen Versuch wert, oder? Auf jeden Fall wirst du dich jetzt in der nächsten passenden Situation an mich und Mephisto erinnern. Alles andere müsste ja mit dem Teufel zugehen. Denn ich habe gerade ein inneres Bild in dir erzeugt, das dafür sorgen kann, dein Bewusstsein einzuschalten. Damit fällt es dir leichter, auch einmal eine andere Entscheidung zu treffen.

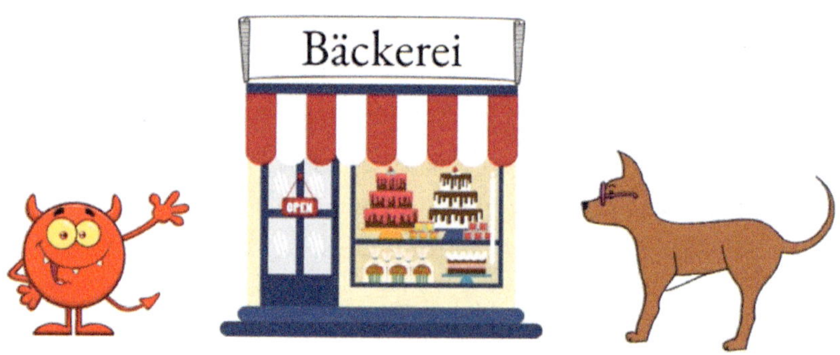

25 https://de.wikipedia.org/wiki/Mephistopheles

Wie du ja weißt, liebe ich innere Bilder und Metaphern. Ich setze sie so oft und gerne in der Arbeit mit meinen Klienten ein. Diese hier ist brandneu. Und sie ist nur für dich!

Ja, natürlich: Essen soll etwas Genussvolles sein. Es geht nicht nur um die bloße Nahrungsaufnahme und das Stillen deines Hungers. Schließlich heißt es ja nicht umsonst: Guten Appetit!

Was ist aber der Unterschied zwischen Hunger und Appetit? Zunächst einmal: Beide entstehen in deinem Gehirn. Hunger ist ein überlebenswichtiger biologischer Reflex, den du durch verschiedene Symptome spürst. Wenn dein Magen z. B. heftig knurrt, dann sagt dein Körper deutlich: Es ist Zeit, Nahrung aufzunehmen. Ich brauche neue Energie und Nährstoffe.

Weitaus raffinierter ist es allerdings mit deinem Appetit. Appetit entsteht durch viele Faktoren.

Ist dir schon einmal das Wasser im Mund zusammengelaufen? Ganz bestimmt. Du brauchst nur etwas zu riechen oder zu sehen, dann ist es mitunter schon um dich geschehen. Manchmal reicht nur ein Wort: Tiramisu, Brathähnchen, Spaghetti Bolognese, Schnitzel, Schokolade, …, und SCHWUPPS ist er da.

Sollte dir jetzt der Zahn tropfen, oh je, dann tut es mir leid. Bleib bitte da und renne nicht gleich in die Küche. Das war doch jetzt wirklich nur zu Demonstrationszwecken! Du siehst, Appetit braucht oft nur einen Sinnesreiz. Und deswegen ist es nicht so einfach, ihn im Zaum zu halten.

Appetit entsteht in einem anderen Teil des Gehirns als Hunger. Nämlich dort, wo auch die Emotionen entstehen. Wenn also das Verlangen in dir ausgelöst wird, etwas ganz Bestimmtes essen zu wollen, ist das eine psychische Angelegenheit.

Und so ist es nicht verwunderlich, dass z. B. bei Kummer oder Stress häufig ein unbändiger Appetit auf Essen, insbesondere Süßes entsteht. Emotionales Essen ist hier das Stichwort. Auch hier bist du körperlich nicht hungrig, aber dein Kopf verlangt nach Essen. Sogenanntes Frustessen kann auch unbewusst ausgelöst werden.

Dafür musst du noch nicht unbedingt weinend auf der Couch sitzen. Du kannst mopsfidel und relativ gut gelaunt eine ganze Chipstüte verdrücken. Was dahinter steckt, ist aber immer ähnlich: du möchtest dir etwas Gutes tun, ein wohliges Gefühl erzeugen, dich belohnen.

Bei der kleinen Geschichte am Anfang des Kapitels handelt es sich um routinemäßigen Appetit. Du erinnerst dich an das Beispiel mit der Kaffeetafel? Wenn du es vielleicht seit Jahren gewohnt bist, dass um 15 Uhr Kaffee und Kuchen auf dem Tisch stehen, entwickelst du natürlich Appetit genau darauf, und nicht auf Würstchen. Auch wenn du die sonst liebend gerne isst. Ich kenne so viele Menschen, die zum Frühstück beispielsweise nur süß essen. Brötchen mit Marmelade. Undenkbar, dass da etwas anderes auf den Frühstückstisch kommt. »Ich habe keinen Appetit auf Käse zum Frühstück.« Diesen Satz kenne ich nur zu gut aus der eigenen Familie. Hunger oder Appetit? Es lohnt sich, diese Frage zu stellen. Es lohnt sich auch, einmal darüber nachzudenken.

Ein knurrender Magen kann aber noch auf ein anderes Bedürfnis hinweisen. Auf Durst!

Die Symptome sind ähnlich wie beim echten Hunger. Und dadurch wird Hunger häufig mit Durst verwechselt.

Wenn du den Drang hast, etwas zu essen, können also ganz unterschiedliche Bedürfnisse dahinterstecken. Hunger, Appetit, emotionaler Hunger oder Durst oder etwas ganz anderes. Es ist wichtig, unterscheiden zu können, welches Bedürfnis wirklich hinter deinem Kohldampf steckt. Auch, wenn du sicherlich nicht jedes Mal widerstehen möchtest und dich schon mal von deinen Gelüsten leiten lässt. Machen wir doch alle. Sonst macht das Leben doch auch keinen Spaß. Entscheidend ist aus meiner Sicht, dass du nicht unkontrolliert konsumierst, sondern bewusst genießt. Auch das macht viel mehr Spaß.

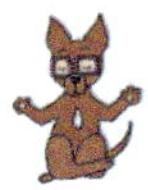

Aufgabe: Wieviel Wasser kann ein durstiges Kamel in 15 Minuten trinken? Was meinst du?

Nein, du sollst jetzt nicht so viel Wasser trinken, bis dir die Höcker platzen. **Ein großes Glas Wasser reicht schon. Und zwar immer 20 Minuten, bevor du etwas isst.** Hach, ich bin ein Fan von Dingen, bei denen man zwei Fliegen mit einer Klappe schlagen kann. Und diese Aufgabe hier ist mal wieder so ein Ding. Das passiert nämlich, wenn du das Wasser 20 Minuten vor jeder Nahrungszufuhr trinkst: Du füllst deinen Magen und dämpfst dein Hungergefühl. Wasser trinken ist kalorienfreies Tanken. Da passt dann einfach nicht mehr so viel in den Bottich. Das heißt, du isst wahrscheinlich weniger. Du machst dir Gedanken darüber, wann du was essen willst (denn du sollst ja vorher was trinken). Unter Umständen hast du gar keinen Hunger mehr, weil es der Durst war, der an deine Tür klopfte. Du stellst sicher, dass du ausreichend bzw. mehr als vorher trinkst. Deine Stoffwechselprozesse laufen dadurch besser. Oha! Wenn das mal nicht sogar ein kleiner Fliegenschwarm war. Na, das lohnt sich doch, dass du es gleich morgen einmal ausprobierst. Und wie lautet jetzt die Antwort auf die Frage mit dem durstigen Kamel? Keine Ahnung. Aber Toni weiß es. Wo steckt er denn nur?

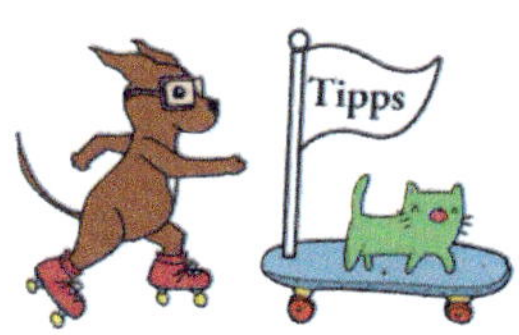

- Du hast dir im ersten Kapitel ja schon einen Überblick verschafft, was du im Laufe einer Woche alles isst und trinkst (Tracking per App oder Fototagebuch). Jetzt empfehle ich dir, das Ganze noch einmal zu machen. Wieder für eine Woche. Und nun mit der Prämisse: WARUM isst du? WARUM trinkst du (in diesem Moment einen Saft, ein Glas Wein etc.)? Was ist der Grund? Ist es Hunger, Appetit, Langeweile, Stress, Ärger, Kummer, Geselligkeit, Zugehörigkeit, Gewohnheit?

- Welche Muster kannst du erkennen (Dinge, die sich immer wiederholen)? Gibt es bestimmte Zeiten, Situationen, Ereignisse? Was ist scheinbar zufällig?

- Bewerte die Ergebnisse anhand folgender Kriterien: veränderbar, nicht veränderbar

- Bsp.: 18 Uhr Abendessen mit der Familie (nicht veränderbar), 15:23 Uhr Konzentrationstief am Schreibtisch – Schokoriegel (veränderbar), 13:00 Uhr Geschäftsessen mit einem Kunden (nicht veränderbar), 21:00 Uhr Knabbern vorm Fernseher (veränderbar) usw.

- Trinkst du genug? Trinkst du richtig? Überprüfe das doch einmal mit einem Trinkprotokoll (z. B. mit einer kostenlosen App). Und im Übrigen: Wann immer du das Gefühl hast, etwas essen zu wollen, trinke ein Glas Wasser und warte 20 Minuten (Quälgeist-Alarm! Also, wer die Aufgabe ausgelassen hat, ist jetzt fällig.)

- Und nicht zu vergessen: Pfefferminze, Ingwer, Chili können bei undefinierbarem Appetit wirkungsvoll sein. Also gerne auch mal zwischendurch Zähneputzen, aber aufgepasst, besser nicht mit Chili.

Wie viel Wasser kann ein durstiges Kamel
in 15 Minuten trinken?

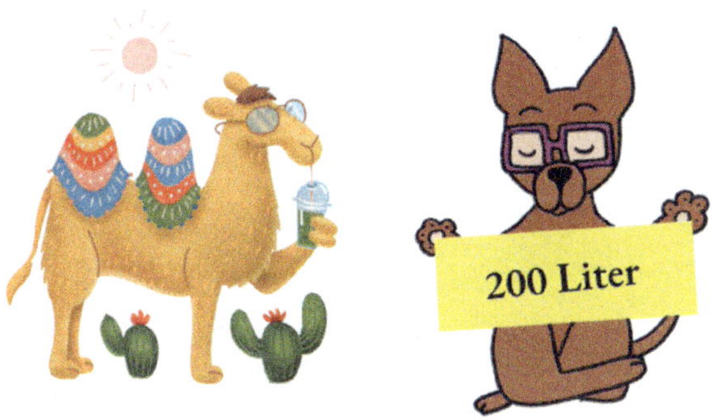

Eigene Darstellung, mit Informationen von Planet Wissen[26]

---

[26] https://www.planet-wissen.de/natur/wildtiere/kamele/pwieueberlebenskuenstlerinder-wueste100.html

Schmeckt nicht gibt es nicht – Wir essen gerne, was wir kennen

Alles Käse oder was?

» ›Wie kann man etwas essen, das so stinkt‹, dachte ich entsetzt. Aber ich wollte einfach nicht unhöflich sein. Und geschmeckt hat er mir übrigens auch nicht. Jetzt aber esse ich sogar ganz gerne Käse. Das ist schon merkwürdig.« Ich musste schallend lachen, als meine Schwiegertochter in ihr Käsebrot biss, genüsslich kaute und genau das zu mir sagte.

Ja, es gibt Sorten, da zieht es dir wirklich die Schuhe aus, wenn dir der Geruch in die Nase steigt. Ich habe sogar schon welche gegessen, die nicht nur unglaublich stanken, sondern auch noch richtig auf der Zunge kribbelten. Für meine Begriffe sind sie wahre Köstlichkeiten. Und die normalen Sorten? Ganz ehrlich, die stinken doch nicht wirklich?!

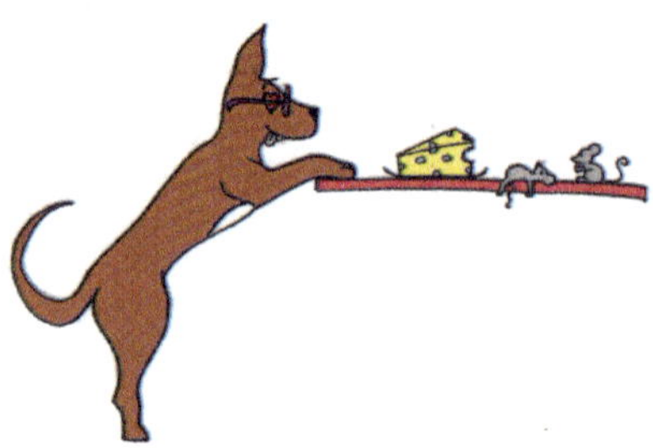

Warum so viel Wind darum, fragst du dich jetzt? Die einen mögen Käse, die anderen eben nicht. Das Käsethema bekommt aber noch einmal eine ganz andere Bedeutung, wenn ich dir verrate, dass meine Schwiegertochter Inderin ist. Für sie war jeder Käse ein kleiner Stinker. Selbst ein milder Gouda. Denn in ihrem Kulturkreis kommt Käse, so wie wir ihn kennen, nicht auf den Tisch. Meines Wissens gibt es genau eine Käsesorte in Indien: Panir[27], eine Art Frischkäse, in etwa vergleichbar mit Mozzarella. Er ist geruchsneutral und wird hauptsächlich als Einlage für Currys verwendet.

---

[27] https://de.wikipedia.org/wiki/Panir, abgerufen am 29.01.2022

Ja, Geschmäcker sind bekanntlich verschieden und oft kulturell oder familiär geprägt. Und weißt du, warum ich dieses Beispiel so liebe? Es ist ein Beweis dafür, dass Geschmack veränderbar ist.

Na klar, ich habe es sogar am eigenen Leib erlebt. Schon vor vielen Jahren. Kaffee ist z. B. mein Wachmacher am Morgen. Seit Jahrzehnten schon. Früher habe ich ihn nur mit Milch und Zucker getrunken. Erst ließ ich den Zucker weg und dann einige Jahre später auch noch die Milch. Und immer schmeckte es grauslich. Bis ich mich daran gewöhnt hatte. Wie lange das gedauert hat? Zwei bis drei Wochen bestimmt. Heute liebe ich meinen schwarzen Kaffee über alles. Schwarz wie die Nacht und stark muss er sein. Vor kurzem habe ich mal wieder an einem Kaffee mit Hafermilch genippt. Ich fand es nicht prickelnd. Und dennoch bin ich mir sicher, würde ich diese Variante zwei bis drei Wochen lang ausprobieren, würde ich mich auch daran gewöhnen. Und am Ende würde ich bestimmt sagen: »Schmeckt echt gut.« Und vielleicht sogar: »Was für ein Hochgenuss.«

Eine kulinarische Entdeckungsreise starten

Das Beste, was du tun kannst, wenn du deine Gemütlichkeitspfunde loswerden möchtest, ist die Vielfalt auf deinem Teller zu erweitern. Indem du deine Geschmacksknospen auf Hochtouren bringst und Neues ausprobierst. Indem du unbekannte Geschmacksfelder eroberst und neuen Genuss statt Abnehm-Frust schaffst. Natürlich – das versteht sich – hauptsächlich mit gesunden und kalorienbewussten Lebensmitteln. Stell dir vor, es gibt gesunde Sachen, die schmecken richtig. Ja! Da draußen wartet eine kulinarische Welt auf dich, von der du noch nicht einmal weißt, dass sie existiert und wie lecker sie ist. Experimentiere und probiere also ruhig wild aus. Hast du schon mal von dem Spruch gehört: »Was der Bauer nicht kennt, isst er nicht?« Ich hoffe, nur gehört, und nicht, dass du auch zu dieser Spezies gehörst. Das wäre nicht nur schade. Das würde die Sache mit dem Abnehmen auch noch deutlich schwieriger machen.

Denn irgendetwas musst du ja an deinem Ernährungsverhalten ändern. Und wenn du dich neuen Dingen nicht öffnen magst, kann es passieren, dass es auf einmal klamm in deinem Kühlschrank wird. Dieses fällt weg und jenes fällt weg. Dann wird es nicht nur furchtbar langweilig auf deinem Teller, du gerätst gleich noch in die psychologische Falle des ewigen Verzichtübens. Dein Gaumen ist beleidigt und reagiert mit einer unbändigen Lust auf das, was du ihm vorenthältst. Und das sind dann genau die Sachen, die dir die Gemütlichkeitspfunde schnell wiederbringen werden.

Es ist viel besser, für Abenteuer auf dem Teller zu sorgen, anstatt auf Schmalspurkost zu setzen. Das gibt dir das Gefühl, nicht zu verzichten, sondern etwas zu gewinnen. Wenn du mit dieser inneren Haltung an den Start gehst, stehst du von vornherein an der Pole Position. Und damit erhöhst du deine Chancen, erfolgreich zu sein. Als ich mit dem Experiment startete, war ich in großer Vorfreude. Genau aus diesem Grund.

Natürlich – und so war es bei mir auch – wird es Lebensmittel geben, die dir partout nicht schmecken werden. Aber ich kann dich beruhigen. Die Überraschungen werden überwiegen. Hast du Lust auf kulinarische Überraschungen? Na, dann los! Und ich weiß es genau: Du wirst dir oft die Finger lecken.

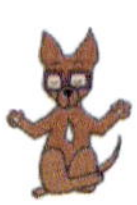

Aufgabe: Tada! Wenn das mal nicht meine Lieblingsaufgabe ist: An die Töpfe, fertig, los!

Deine kulinarische Entdeckungsreise beginnt. **Ja, du sollst etwas zubereiten, das du noch nie gegessen hast.** Nein, ein aufwendiges Gericht muss das nicht sein. Hauptsache gesund, frisch und lecker. Natürlich etwas, das nicht für Gemütlichkeitspfunde sorgt. Für Gaumenschmaus aber schon. In meinen Kursen und Coachings bringt diese Aufgabe immer viel Spaß und die eine oder andere Überraschung. Lass dir das also nicht entgehen.

Wer ist der neue Foodie? Du! Ein Foodie ist mit Leidenschaft beim Kochen und Essen dabei und liebt es authentisch und gut. Neues ist ihm oder ihr immer willkommen. Also dann:

Schau dich doch mal auf den Wochenmärkten, in den Gemüseabteilungen, den Theken und Regalen der Supermärkte um. Stöbere im Internet nach einem Rezept, das dich so richtig vom Hocker reißt, oder kreiere selbst eins. Und dann legst du los. Schieße gerne ein Foto, wenn du magst, und schick es mir. Ich veröffentliche es auf meinem Instagram-Profil **gemuetlichkeitspfunde.de** unter dem Hashtag **#toniandhisfoodies**.

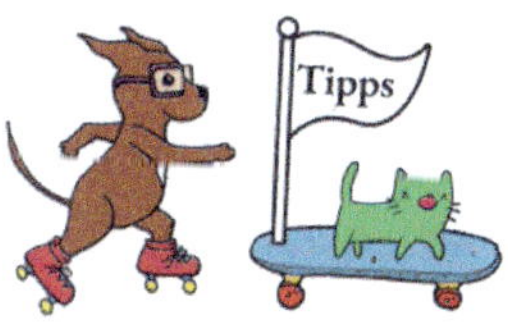

Jede Woche ein neues Rezept. Könnte das dein neues Motto sein? Lass dich inspirieren. Das Internet ist voll von Rezeptideen. Noch nie war es so einfach. Aber das macht es im Umkehrschluss auch wieder schwieriger. Deswegen bietet sich eine kleine Struktur bzw. zielgerichtete Vorgehensweise an:

- Stöbern und Favorisieren (regelmäßig, damit du immer etwas in petto hast)
- Entscheiden und Einkaufen (wähle z. B. schon am Wochenende aus, was du wann von den neuen Rezepten ausprobieren möchtest, und besorge rechtzeitig die dafür nötigen Zutaten)
- Individualisieren und Experimentieren (trau dich, auch mal von den Vorgaben abzuweichen. Nutze ein Rezept gerne nur als Inspiration. Mach auch mal dein eigenes Ding, koch dein eigenes Süppchen. Was kann passieren? Höchstens,

dass es mal nicht sooo gut schmeckt. Ich habe in all den Jahren wirklich selten etwas »in die Tonne« werfen müssen.

- Übernehmen und Feiern! (Du hast ein neues Lieblingsrezept entdeckt? Dann feiere dein Erfolgserlebnis und steigere die Begeisterung: Erzähle anderen davon, lade zum Essen ein, gib das (dein) Rezept weiter und übernehme es in deine Sammlung).

- Kaufe Lebensmittel ein, die du noch nie gegessen hast. Ich bin mir sicher, da gibt es eine Menge. Schau dich auf dem Wochenmarkt um und frage auch mal den Gemüsehändler. Sie haben meistens tolle Zubereitungstipps parat, und für die passenden Rezepte kannst du wieder im Internet stöbern.

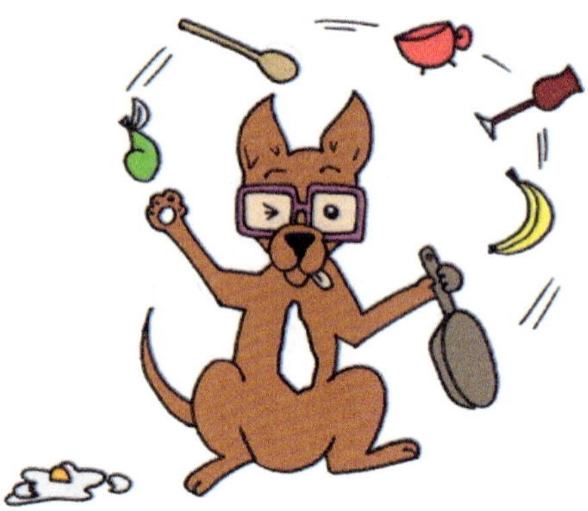

Abnehmen vs. Sozialverhalten – Wie uns unser Umfeld beeinflusst

Von Verführungen und schlechtem Gewissen

Es ist Anfang Oktober, mein Mann kommt mit geheimnisvollem Blick nach Hause und sagt: »Ich habe eine Überraschung. Das Wetter wird bombastisch, und wir fahren am Wochenende nach Südtirol auf die Seiser Alm. Unser Lieblingshotel hat noch ein freies Zimmer.« Juhu, denke ich im ersten Moment und im zweiten: Mist! Gerade bin ich doch sowas von in der Spur mit meinem Abnehm-Experiment. Nach zwei schwierigen Wochen, in denen sich wenig bewegte, beginnen nun die Pfunde, aber vor allem der Körperfettanteil, wieder deutlicher zu schmelzen. Mein Ziel, minus 5 kg, habe ich noch nicht erreicht. Ein läppisches Kilogramm fehlt noch. Noch eine Woche Zeit und ich bin mir sicher, dass ich das schaffen werde.

Und ausgerechnet jetzt funkt mein Mann mir mit seinem Südtirol-Wochenende dazwischen.

Nicht, dass ich etwas gegen spontane Ausflüge habe, aber weißt du, was Südtirol außer Wandern noch bedeutet? Speckknödel, Schüttelbrot, Pasta vorne, Pasta hinten, dazu Wein, der perfekt zur deftigen Küche passt und bei dem ich aus Erfahrung weiß, dass ein Glas kein Glas ist. Kulinarische Sünden vom Feinsten lauern überall: im Hotel, in jeder urigen Hütte, morgens, mittags, abends. Wer da widerstehen kann, hat entweder einen Willen aus Stahl oder keine Geschmacksnerven.

Ich traue mich gar nicht, meine Gedanken und Bedenken laut zu äußern, weil ich weiß, dass mein Mann vom Glauben abfallen wird. »Das geht jetzt aber zu weit. Du spinnst«, höre ich ihn schon sagen. Also halte ich meinen Mund, freue mich auf das Wochenende und mache mir Gedanken, was ich tun kann, um meinen Abnehmerfolg nicht in Speckknödeln mit Käsesauce zu ertränken.

Kennst du auch solche oder ähnliche Situationen? Und ist das nicht zum Verrücktwerden? Du nimmst gerade ab, hast einen Plan, und alles läuft prima – oder würde prima laufen, wenn da nicht all die anderen wären, die gerade alles andere wollen, nur nicht abnehmen.

Die Gelegenheiten, die dich vom Kurs abbringen können, lauern im Grunde genommen überall: Geburtstage, Essenseinladungen, vor allem aber auch in ganz alltäglichen Situationen, die du ganz sicher so oder ähnlich kennst: Deine Kollegin bringt einfach so, weil sie nett ist und gerne backt, einen herrlich duftenden Kuchen mit. Sie hat ein neues Rezept ausprobiert und ruft freudestrahlend zum kollektiven Schlemmen auf. »Den müsst ihr probieren! Der ist so lecker, und ich bin gespannt, was ihr sagt.«

Deine Freundin möchte mit einem Prosecco auf den neuen Job anstoßen. Das muss gefeiert werden, und allein trinken geht ja schon einmal gar nicht. »Nippe wenigstens mal. Das kleine Gläschen wird schon nicht so schlimm sein.«

Zu Hause geht's fröhlich weiter. Dein Mann empfängt dich mit Nudeln in Gorgonzolasauce, weil er vergessen oder verdrängt hat, dass du gerade abnehmen möchtest. »Wann ist denn das endlich vorbei mit deiner Abnehmerei? Das hast du doch auch gar nicht nötig!«

Deine Kinder schreien nach Schnitzel mit Pommes oder das ganze Haus zusammen, weil schon wieder etwas Undefinierbares wie Quinoa auf dem Teller landet. Schmeckt nicht gibt es nicht? Von wegen!

Du hast das Gefühl, dass du dich ständig rechtfertigen musst. Und das macht keinen Spaß. Noch dazu ist es tierisch anstrengend. Etwas anderes wird auch noch aufs Programm gerufen: dein schlechtes Gewissen. Du fragst dich: Bin ich nicht unhöflich, wenn ich nein sage? »Seit wann isst du denn keinen Kuchen? Also probieren musst du auf jeden Fall!«

Du überlegst: Verderbe ich die gute Stimmung? »Das macht ja gar keinen Spaß mehr, mit dir zum Italiener zu gehen, wenn du nur auf einem Salat rumkaust.« Du hast das ungute Gefühl: Was mute ich meiner Familie bloß zu? »Iss mal was Ordentliches, dann bist du vielleicht wieder besser drauf.«

Solche und ähnliche Sätze bringen dein Kopfkino in Gang und können ruckzuck dazu führen, dass du wankelmütig wirst. Die Folge ist häufig, dass deine Willenskraft schneller schmilzt als die Butter in der Pfanne. Du gibst einmal nach, zweimal nach und denkst, jetzt ist es auch schon egal.

Genuss statt Frust

Kaum im Hotel auf der Seiser Alm angekommen, überkommt mich der Hunger.

Kein Wunder beim Blick auf das 4-Gang-Abendmenü. Da tropft mir schon allein vom Lesen der Zahn. Leise stelle ich mir die Frage: Habe ich Lust, auf all das zu verzichten? Soll ich mich jetzt kasteien? Laut bekomme ich eine Antwort: Hallo! Wenn es ein Tischlein-deck-dich gibt, begnüge ich mich doch nicht mit Schmalspurkost. Also ab ans Vorspeisenbuffet, bevor der Kellner den ersten Gang bringt.

Ich genoss am ersten Abend alle vier Gänge inklusive Wein und Dessert (esse ich sonst nie). Ich aß, was mir in die Quere kam und worauf ich Lust hatte. Bloß nichts auslassen. Am ersten Abend hatte mein Appetit also einen Freifahrtschein bekommen.

Wenn es ums Abnehmen geht, neigen viele meiner Klienten dazu, mit Verboten zu arbeiten. Dieses darf ich nicht mehr essen und jenes nicht. Verbote hier, Verbote da. Dadurch wird alles noch viel reizvoller. Du kennst doch den Spruch mit den verbotenen Früchten? Sie schmecken einfach viel besser. Das ist ein simpler psychologischer Effekt, der deine Willensstärke ganz schön auf die Probe stellt. Noch dazu, wenn die gebratenen Tauben ständig vor deinem Mund umherflattern.

Dein soziales Umfeld – das haben wir ja schon festgestellt – möchte oft nicht abnehmen. Da wird munter weiter geschlemmt ohne Rücksicht auf dich. Warum auch sollen alle anderen Rücksicht auf dich nehmen? Ganz oft finden sie es sogar ziemlich doof, dass du abnehmen willst. Also: Schlemmst du doch gleich mit!?

Fakt ist, wenn du erfolgreich abnehmen möchtest, musst du auch genießen dürfen. Ohne Genuss entsteht schnell Frust. Bedürfnisse müssen gelegentlich befriedigt werden. Wichtig ist, dass du danach die Kontrolle wieder zurückeroberst. Viel cleverer ist es, wenn du von vornherein die Kontrolle hast und mental gut eingestellt bist.

Was gibt es denn heute Schönes?

Noch bevor ich mir einen Kaffee einschenke, werfe ich geschwind einen Blick auf die Menükarte für den Abend. Warum eigentlich liegt die in den Hotels mit Halbpension meistens schon auf dem Frühstückstisch? Damit ich das Buffet nicht leerputze? Soll ich jetzt denken: »Halte dich beim Frühstück lieber etwas zurück. Heute Abend geht's zur Sache, Leckermäulchen.«?

Während ich darüber nachdenke, erinnere ich mich an das letzte Kilo, das ich noch abnehmen will. Ich erinnere mich auch an meine Joggingrunde, die ich gerade auf der Seiser Alm bei -1 Grad absolvierte. Was für ein schönes Erlebnis. Gleichzeitig weiß ich und du jetzt auch: Sport macht nicht (zwangsläufig) schlank. Auch wenn ich wie ein Bergzicklein hier auf der Alm auf- und niederspringe: Die vielen Genuss-Kalorien kann ich nicht durch Joggen kompensieren. Mein Blick schweift über das Menü. Alles klar. Das Dessert macht mich nicht sonderlich an. Es ist keine Henkersmahlzeit, nach der ich mir die Finger lecke. Es ist nichts Neues, das ich gerne einmal probieren möchte. Je länger ich darüber nachdenke, desto mehr komme ich zu der Erkenntnis: Dieses Dessert ist noch nicht einmal ein »nice to have«. Ich würde es nur nehmen, weil es dazu gehört. Warum eigentlich? Weil ich nichts verpassen möchte? FoMo (Fear of Missing Out – Angst, etwas zu verpassen) lässt grüßen. Und ich lasse das Dessert jetzt aus. Die Entscheidung ist gefallen.

Ein wenig Gedankenarbeit lohnt sich doch.

Was war passiert, dass der zweite Abend und dann auch der dritte anders verliefen?

Entscheidend war für mich, dass ich einen Genuss-Freifahrtschein einlösen durfte. Es gab keine verbotenen Früchte. Ich musste nicht mit lechzender Zunge an den Köstlichkeiten vorbei ans Salatbuffet schleichen. Der Reiz stirbt mit seiner Befriedigung. Und die Vernunft kann wieder die Oberhand gewinnen. Das funktioniert vor allen Dingen dann gut, wenn ich nicht gegen Gewohnheiten kämpfen muss. Natürlich gibt es bei mir zu Hause nicht jeden Abend ein 4-Gänge-Menü. Das ist nicht der Alltag. Das sind keine Gewohnheiten. Und deswegen fiel es mir leicht, ganz bewusst gegenzusteuern. Die Tatsache, dass ich mir ausgiebig Gedanken darüber machte, was auf meinem Teller geschehen soll, war extrem hilfreich. Ich mache das im Übrigen fast immer so. Ich überlasse es nicht dem Zufall. Natürlich passieren bei mir auch immer mal wieder unvorhergesehene Dinge. Auch weiß ich nicht Tage im Voraus, worauf ich morgen oder übermorgen Appetit haben werde. Und weißt du was? So detailliert muss ich es nicht planen, musst du es nicht planen. Entscheidend ist ein Konzept. Eines, das Spielräume bietet und Erholungsphasen für deine Willenskraft einräumt.

Stell dir vor, du nimmst ab und niemand bekommt es mit

Schmunzelnd schaue ich in die Runde. Was für ein lustiger Abend, was für eine schöne Gesellschaft. Gerade habe ich schon einen Haufen Löschblätter vertilgt. Aber was soll's? Ging nicht anders. Weil es einfach nichts anderes gab. Käse, Baguette, Wein. Nicht gerade Fitnessfood. Ich möchte die Gastgeberin nicht beschämen und mein Abnehmprojekt heute bestimmt nicht zum Thema machen. Schließlich ist es ihr Geburtstagsumtrunk. Plötzlich kneift mich eine andere anwesende Freundin in die Seite. »Ich habe dein YouTube-Video gesehen. Bist du schon fertig, oder hast du abgebrochen?« Womit, frage ich? Ich weiß genau, was sie meint und fange schon an zu schmunzeln. »Na, mit diesem Experiment. Mannomann, na, da hast du dir ja ganz schön was angefuttert.« Nö, noch nicht fertig, sage ich herzhaft lachend. Wie kommst du darauf? »Naja, Weißmehlprodukte, Alkohol … ich dachte, wenn du so beherzt zugreifst?« Ja! Und ich bin immer noch voll dabei. Mit dem Abnehmen. Läuft also.

Nur heute nicht! Morgen ticken die Uhren wieder anders. Übermorgen auch und überübermorgen vielleicht. Sage ich noch immer lachend. Und dann kannst du mich gerne zu dir nach Hause einladen und mir ein halbes Schwein auf Toast servieren. Mit Klößen von mir aus. Ich werde es essen, wenn es das Einzige ist, was du anbieten wirst. »Haha – es wird Heuschrecken geben«, erwidert meine Freundin feixend. Super! Ich freue mich. Das allerdings ist Fitnessfood. Prost! Und auf einen schönen Abend.

Wie ist das möglich? Wie kann ich erfolgreich abnehmen, wenn ich dir ständig nur von kulinarischen Erlebnissen erzähle, die so gar nicht in ein Abnehmkonzept passen? Die Erklärung ist einfach. Ich habe dir lediglich einen Einblick in einen kleinen Teil meines Ernährungsalltages gegeben. Ich habe dir nur und ausschließlich von den Ausnahmen erzählt. Von dem Teil, der außerhalb der Spur läuft. Und das sind maximal 20 Prozent. Die Methode, die dahintersteckt, ist die 80/20-Regel. Das Grundprinzip dieser Regel besagt, wenn du dich zu 80 Prozent an dein Konzept hältst, kannst du zu 20 Prozent auch einmal aus der Reihe tanzen. Du kannst Dinge essen, die nicht ganz so gesund oder kalorienbewusst sind. Alles ist im Rahmen möglich. Du musst nur darauf achten, dass du einen guten Überblick behältst und dass die Gesamtbilanz stimmt.

Ich arbeite z. B. auch sehr gerne mit einer Forecast-Wochenübersicht (Vorschauplanung). Ich finde das unkompliziert, schnell und übersichtlich. Vieles weiß ich in der Regel doch schon vorher. Wann bin ich verabredet, wo gibt es Einladungen, Geburtstage, Essengehen usw. Und ich stelle mich schon am Anfang einer Woche mental darauf ein. Mit dieser Vorausschau erzeuge ich Vorfreude und kein schlechtes Gewissen. Das würde mich plagen, wenn ich unkontrolliert über die Stränge schlage und die Übersicht über mein Verhalten verliere. Gestern geschlemmt, heute geschlemmt, und morgen ist doch schon wieder eine Ausnahme von der Ausnahme. Wenn ich aber weiß, was in der Woche so ansteht, kann ich mein Ernährungs- und

Bewegungsverhalten besser planen und entsprechend anpassen. Ich kann gezielt gegensteuern, sollte etwas Unerwartetes passieren. Flexibilität ist wichtig. Sie kommt nicht zu kurz, trotz Struktur. Der 1-Wochen-Rhythmus ist ideal.

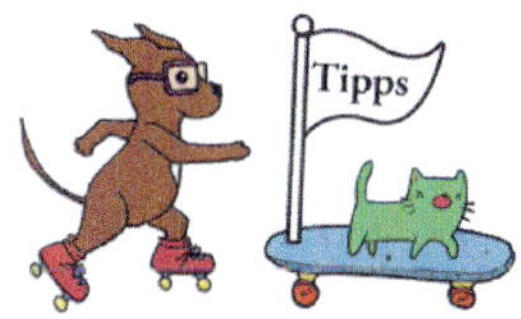

- Bevor eine neue Woche beginnt, solltest du dir schon einmal einen Überblick über die kommende Woche verschaffen. Wann finden soziale Ereignisse statt? Wie möchte ich mich dort verhalten? Möchtest du mal über die Stränge schlagen? Oder bewusst genießen und nicht alles mitmachen?

- Wie kannst du das vielleicht kompensieren? Es gibt verschiedene Möglichkeiten: z. B. davor (tagsüber) besonders sättigende Lebensmittel mit wenig Kilokalorien essen. Intervallfasten unmittelbar danach. Nicht davor (häufiger Fehler), denn wenn du ausgehungert bist, greifst du womöglich beherzter zu.

- Kannst du Zeit für eine extra Sport- oder Bewegungseinheit einplanen? Auch wenn das nicht deine zusätzlichen Nahrungskalorien (komplett) kompensiert.

- Wie sieht dein Alltag aus? Welche familiären Rahmenbedingungen gibt es (Dinge, die du nicht ändern kannst oder willst)? Worauf kannst du aber Einfluss nehmen? Was liegt in deiner Hand?

- Such das Gespräch mit deinem unmittelbaren Umfeld (Partner, Familie). Sprich mit ihnen über dein Abnehmvorhaben. Sag ihnen, wie wichtig das für dich ist. Du brauchst Verbündete, keine Boykotteure. Bitte um Verständnis und Unterstützung.

- Beziehe sie da, wo es sich anbietet, ein. Gemeinsam kochen, neue Rezepte entdecken, gemeinsam sporteln – all das kann für alle Seiten bereichernd sein.

Teil 2 – Gut zu verstehen: Warum Gewohnheiten unser Ernährungsverhalten bestimmen

Vom Saulus zum Paulus – Warum uns Verzichten manchmal so schwerfällt

Wenn du erfolgreich abnehmen möchtest, musst du deine Ernährung umstellen!

Wie oft hast du diesen Satz schon gehört oder in einem der vielen Fitness- und Ernährungsratgeber gelesen? Doch was bedeutet das eigentlich genau?

Ist eine Ernährungsumstellung nicht einfach nur eine Diät in einer Endlosschleife und deswegen so schwer umzusetzen? Fakt ist, es geht bei diesem Thema weniger um deinen Bauch, sondern mehr um deinen Kopf. Denn dein Kopf isst immer mit. Er entscheidet, was auf deinem Teller landet und was nicht. Ganz bewusst und sehr oft auch unbewusst.

Unbewusst? Wenn du dich jetzt wunderst, kann ich das verstehen. Denn schließlich bestelle auch ich mir etwas ganz Bestimmtes im Restaurant oder werfe das in Topf und Pfanne, was ich mir im Supermarkt ausgesucht habe. Und ich frage nicht verwundert: »Huch, wie kommt denn die Pizza auf meinen Teller?« Und trotzdem kann dahinter ein Verhaltensmuster stecken. Eines, das ich gar nicht richtig realisiere und das ich vor allem nicht (mehr) hinterfrage. Eines, das sich immer wiederholt. Bewusst unbewusst sozusagen.

Aber schauen wir zunächst auf den bewussten, sichtbaren Teil. Die ersten Kapitel des Buches haben im Übrigen auch ein bisschen für eine Bewusstseinsschärfung bei deinem Ernährungsverhalten gesorgt. Das hoffe ich zumindest. Du weißt, was du tun kannst, worauf du dich konzentrieren solltest, damit du deine Gemütlichkeitspfunde in die Wüste schicken kannst. Es steht aber immer noch die Frage im Raum: Wie mache ich das, damit es dauerhaft funktioniert? Hier liegen immer die größten Hürden. Ich will auch nicht behaupten, dass es einfach ist. Wenn es um Ernährungsumstellung geht, dann geht es immer um Ernährungsgewohnheiten! Lass dir das Wort ruhig noch einmal auf der Zunge zergehen:

E r n ä h r u n g s g e w o h n h e i t e n

Und nimm dir einen Moment Zeit, um mal über deine Ernährungsgewohnheiten nachzudenken. Wie wäre es jetzt gleich. Nimm dir doch mal ganz bewusst fünf bis zehn Minuten Zeit dafür.

Wie ist es dir gelungen, deinen Ernährungsgewohnheiten auf die Schliche zu kommen? Hast du ein paar identifizieren können? Ich kann mir vorstellen, dass es nicht so einfach war. Nein, ich weiß, dass es nicht einfach ist. Denn sie laufen unbewusst ab. Vielleicht ist dir eingefallen, dass du häufig vor dem Fernseher naschst oder oft zwischendurch etwas isst, bei den Mahlzeiten gerne die doppelte Menge vertilgst oder gerne mal am Abend ein Glas Wein trinkst. Also an ein bestimmtes Verhalten konntest du dich durch meine Frage bestimmt erinnern. Nur ist das schone eine Gewohnheit oder ein situatives Verhalten? Ein situatives Verhalten kannst du viel besser steuern als eine Gewohnheit. Da fällt es dir leicht, eher mal nein zu sagen. Und dafür brauchst du noch nicht einmal viel Disziplin oder Willenskraft.

Also ich z. B. bin nicht so die Kuchen- oder Dessert-Freundin. Wenn ich mal etwas aus dieser Richtung esse, ist das die große Ausnahme. Es gibt vielleicht ein paar Favoriten, und wenn die meinen Weg kreuzen, kann es schon sein, dass ich zuschlage. Meistens aber winke ich dankend ab. Und selbst, wenn ich im Urlaub z. B. doch das eine oder andere süße Teilchen verdrücke (weil es zu verführerisch präsentiert wird), kann ich locker darauf verzichten, wenn ich wieder zu Hause bin.

Was aber, wenn ich so eine richtige Kuchenmaus wäre, die regelmäßig solche süßen Teilchen verdrückt? Würde mir das überhaupt auffallen, dass ich ein Krümelmonster bin? Ich meine, wäre das etwas, das mich jeden Tag stören oder gar ärgern würde? Ganz sicher nicht, und ich würde es erst so richtig merken, wenn ich abnehmen wollte. Und dann würde ich versuchen, darauf zu verzichten oder es zumindest einzuschränken. Doch mit Verzicht und Disziplin komme ich auf Dauer nicht weit. Und ich denke, es liegt an meiner mangelnden Willenskraft. Ich habe einfach kein Durchhaltevermögen. Damit hat das aber wenig zu tun. Denn es handelt sich hierbei um ein fest verankertes und immer wiederkehrendes Verhaltensmuster. Und gegen das kannst du nur schwer gewinnen. Eine Gewohnheit ist mächtig und mehr als nur der Biss in ein Stück Kuchen jeden Nachmittag um 15 Uhr. »Die Gewohnheit ist ein Seil. Wir weben jeden Tag einen Faden und schließlich können wir es nicht mehr zerreißen.«[28]

Und doch können wir dieses Seil zerschneiden. Du kannst das. Nicht von heute auf morgen. Und nicht, ohne zu verstehen, was Gewohnheiten sind und wie sie funktionieren. Natürlich ist das nicht kinderleicht, aber glaube mir, es wird sich lohnen.

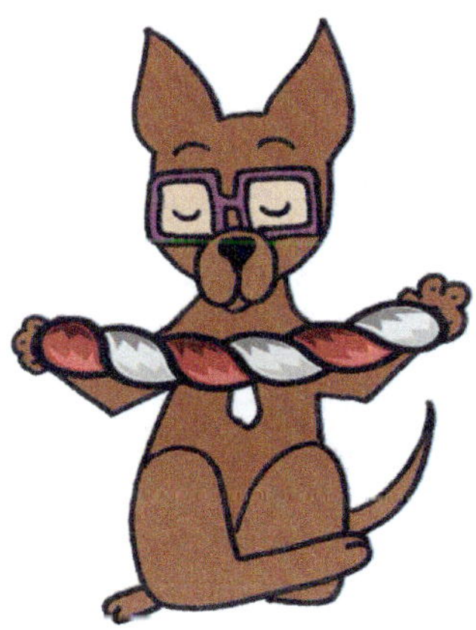

[28] Zitat Thomas Mann (dt. Schriftsteller 1875-1955)

Drei Wege, deine Gewohnheiten zu ändern

Natürlich sollen deine schlechten Gewohnheiten weg und neue gute sollen her.

Wenn es ums Abnehmen geht, sind es häufig die schlechten Ernährungsgewohnheiten, die dir im Weg stehen, und das Fehlen guter Bewegungsgewohnheiten, die deinen Erfolg vorantreiben können. Und da du ja weißt, wie wichtig die Ernährung für das Abnehmen ist, werden wir uns im 2. Teil mit unerwünschten Ernährungsgewohnheiten beschäftigen. Das ist auch eindeutig der schwierigere Part. Aber keine Angst, das Schaffen neuer Bewegungsgewohnheiten ist dagegen verhältnismäßig leicht und im Kapitel »Das Dominoprinzip« (Seite 150) gehe ich kurz darauf ein.

Welche Gewohnheiten nun gut und welche schlecht sind, kannst du selbst leicht einordnen. Im Prinzip ist alles gut, was dein Ziel unterstützt, und alles schlecht, was es behindert. Noch besser gelingt dir das jetzt, nachdem du den ersten Teil des Buches gelesen hast und weißt, welcher Weg bzw. welches Verhalten dich wirklich voranbringen können.

In Bezug auf deine Gewohnheiten gibt es drei Wege:

1.	Schlechte Gewohnheiten loswerden (eliminieren)
2.	Aus einer schlechten Gewohnheit eine gute Gewohnheit machen (verändern)
3.	Eine neue gute Gewohnheit entwickeln (neu bilden)

1. Eliminieren – und weg damit!

Der schwierigste Weg. Er führt selten dauerhaft zum Erfolg. Denn da lauert das Problem mit dem Verzichten. Das hatten wir ja gerade schon. Vielleicht hast du ja auch schon einmal beschlossen, keine Süßigkeiten mehr zu essen, und entschieden: Ich kaufe erst gar nichts ein, denn wenn ich nichts im Haus habe, dann kann ich auch nicht naschen. Das klappt auch eine Weile ganz gut. Und auf einmal überkommt es dich wie aus heiterem Himmel. Du hast Gelüste, und es ist nichts da. Du suchst sämtliche Küchenschränke nach etwas Süßem ab. Und im Zweifelfall muss die Nussnougat-Creme oder das Marmeladenglas herhalten. Und dann kratzt der Löffel schneller auf dem Glasboden, als du darüber nachdenken kannst. Das passiert ein-, zweimal, und dann ist es auch egal. Das nächste Mal wird halt wieder etwas Süßes eingekauft. Unter bestimmten Bedingungen ist es aber möglich, auch damit erfolgreich zu sein. Ganz unmöglich ist es nicht. Wann und wie, darauf gehe ich im Kapitel „Viele Wege führen nach Rom“ ab Seite 118 genauer ein.

2. Verändern – ziemlich clever!

Denn wenn du die Mechanismen von Gewohnheiten kennst und weißt, wie sie ablaufen, musst du nur an ein paar Schräubchen drehen, und schon bewegt sich das Rad in eine andere Richtung. Nicht ohne Reibung, natürlich, aber hier liegt das größte Potenzial. Schlechte Gewohnheiten verschwinden nicht einfach, denn sie entstehen nicht aus dem Nichts. Aber – du kannst die Weichen so stellen, dass der Zug auf einem anderen Gleis weiterfährt. Mit dieser Möglichkeit werden wir uns in den kommenden Kapiteln beschäftigen: Wir werden uns ganz genau anschauen, wie das funktionieren kann, und uns eine deiner schlechten Ernährungsgewohnheiten vorknöpfen. So kannst du es beispielhaft üben und dann auch weiter anwenden.

3. Neu bilden – fast ein Kinderspiel

Im Vergleich zu den beiden anderen Wegen schon. Oder anders gesagt: Wenn du das System einmal verstanden hast, ist es einfacher, eine gute Gewohnheit zu entwickeln. Du möchtest zum Beispiel Mikrofitness in deinen Alltag integrieren und sicher gehen, dass du es nicht vergisst, verschiebst oder ausfallen lässt? Dass du Lust darauf hast und später aber nicht mehr darüber nachdenken musst, ob dieses Training stattfindet oder nicht? Wenn du weißt, welche Schritte du einleiten musst, kann es immer besser funktionieren.

Worauf kannst du Dich nun einstellen in den folgenden Kapiteln? In jedem Fall auf viel Gedankenarbeit. Eine spannende Reise in dein Innerstes erwartet dich. Wie tickst du wirklich in Ernährungsangelegenheiten? Du wirst es erfahren, wenn du dich darauf einlässt. Du wirst dich und dein Verhalten stärker wahrnehmen, wirst reflektieren, bewerten und hast die Chance, dich dadurch letztendlich neu auszurichten. Es wird Überraschungen geben und vielleicht auch Enttäuschungen. Diese Kapitel sind genau das Richtige für dich, wenn du wirklich ans Eingemachte gehen willst.

Damit es nicht nur theoretisch und trocken bleibt, werden zwei Protagonisten deine Reise begleiten: Tanja und Karsten. Ihre Beispiele stammen aus echten, alltäglichen Situationen. Das ermöglicht dir, einen besseren Bezug zu deinem eigenen Alltag herstellen. Möglicherweise kommt dir das eine oder andere Verhalten oder Denkmuster sogar bekannt vor.

Und yeah, du kannst auch wieder aktiv werden. Es gibt konkrete Umsetzungsaufgaben. Sie ermöglichen dir, Schritt für Schritt mitzuarbeiten. Und mit den zusätzlichen Tipps ganz am Ende der Kapitel gelingt dir das sicherlich leicht. Es ist alles eine Frage der Übung. Lass uns starten und in die spannende Welt der Gewohnheiten eintauchen.

Und täglich grüßt das Gewohnheitstier – Was sind Gewohnheiten und wie entstehen sie?

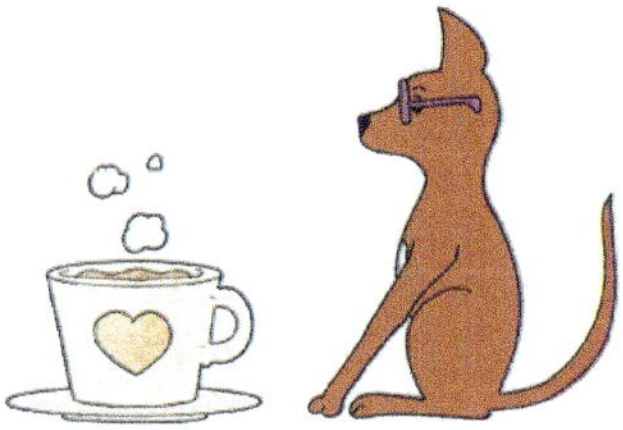

Was trinkst du morgens so? Kaffee, Tee, Milch, Wasser, Orangensaft? »Ich brauche Koffein, sonst werde ich nicht wach.« Ah, also Kaffee. Und wie genau? Mit Milch, Zucker oder beidem? »Kaffee mit wenig, aber aufgeschäumter Milch und einem Stück Zucker.« Okay. Und nie anders? Ich meine, du könntest doch auch mal einen Cappuccino trinken, Espresso, Latte Macchiato, mal mit und ohne Zucker. Ist doch irgendwie alles mit Koffein. »Nein. Morgens trinke ich meinen Kaffee immer so und nie anders.« Hast du dir schon einmal Gedanken darüber gemacht, warum das so ist? »Nö, warum sollte ich? Das ist einfach so.« Wie schön, sage ich zu Tanja. Merkst du was? Wir haben gerade deine erste Gewohnheit aufgespürt. Machen wir also weiter mit der Detektivarbeit. Du glaubst gar nicht, wie wichtig das ist.

Ist es eine Frage des Geschmacks oder eine Frage der Gewohnheit? Tanja mag ihren Kaffee so und nicht anders. Warum experimentiert sie nicht ein wenig rum? Könnte doch sein, dass ihr eine Variante mit Hafermilch und Birkenzucker viel besser schmeckt. Da gibt es doch heutzutage schon so viele interessante Geschmacksrichtungen. Irgendwann einmal hat sie sicher probiert, ob Kaffee etwas für sie wäre und wie er ihr am besten schmeckt. Schließlich ist sie ja nicht als Kaffeeliebhaberin auf die Welt gekommen. Tanja stellt fest, Kaffee am Morgen macht sie fit und munter. Besser kann ihr Tag doch gar nicht starten. Schmeckt gut, tut gut. Und so kommt es zu einer ganz logischen Folge: zur täglichen Wiederholung. Will sie daran etwas ändern? Nö. Kaffee schwarz mit wenig aufgeschäumter Milch und einem Stück Zucker wird bei Tanja einfach nicht mehr in Frage gestellt. Wenn sie aber wollte, könnte sie das ändern. Geschmack, wie du ja weißt, ist veränderbar. Was aber viel stärker wirkt als der Wille zur Veränderung, ist die Macht der Gewohnheiten.

Werfen wir doch dazu mal einen klitzekleinen Blick in Tanjas Tag. In den frühen Morgen. Nur 45 Minuten und das Ganze im Schnelldurchlauf:

Es ist Dienstag, 6.30 Uhr. Tanjas Wecker klingelt wie jeden Tag um diese Uhrzeit. Sie drückt noch einmal die Schlummertaste. Noch zehn Minuten einkuscheln. Sonst kommt sie nicht gut aus den Federn. Das macht Tanja schon immer so. Der Wecker klingelt ein zweites Mal. Nun aber raus aus dem Bett. Bevor sie unter die Dusche springt, geht sie in die Küche und stellt schon einmal die Kaffeemaschine an. Frisch geduscht, zieht Tanja ihre Sachen an, die sie – wie immer – schon am Vorabend zurechtgelegt hat. Sie geht in die Küche, öffnet den oberen rechten Schrank und stellt einen Teller auf den Tisch. Danach öffnet sie den Kühlschrank. Dort findet sie ihre Lieblingsmarmelade, die sie gestern eingekauft hat. Montags kauft Tanja nämlich immer ein. Lebensmittel, die ihr für gewöhnlich gut schmecken. So wie auch das Toastbrot. Sie hat eine Lieblingssorte, die sie sehr gerne isst. Seit Jahren schon. Bevor zwei Scheiben in den Toaster kommen, muss die Milch für den Kaffee in den Topf. Und dann rein mit der Toastscheibe. Stufe 3 ist voreingestellt. Leicht angebräunt, ja, so mag Tanja ihren Toast am liebsten. Die Milch ist warm. Griff zur Schublade rechts, den Milchaufschäumer würde sie auch mit verbundenen Augen finden. Ach, und na klar, ein Stück Zucker. Ob sie den jemals vergessen wird oder darüber nachdenkt? Ganz sicher nicht. Jeder Handgriff sitzt, und lässig wirft sie das Stück Zucker in die Tasse.

Wie wirkt Tanja am Morgen auf dich? Wie ein Roboter? Ein wenig ferngesteuert? All ihre Handlungen laufen automatisch und perfekt aufeinander abgestimmt ab. Wie bei den Rädern eines Zahnrades. Jeden Morgen das gleiche Spiel. Die gleichen Zeiten, die gleiche Reihenfolge, die gleichen Lebensmittel. Vielleicht ändert sich mal die Marmeladensorte. Aber es bleibt Marmelade. Ja, vielleicht entdeckt sie im Supermarkt auch mal eine neue Toastbrotsorte. Dann probiert sie die möglicherweise aus. Aber es bleibt das Toastbrot. Im Prinzip verändert sich nicht viel. Nein, Tanja muss nicht darüber nachdenken, was sie tut, wie sie es tut, wann sie es tut. Sie muss sich ihrer Handlungen noch nicht einmal bewusst sein, damit sie ablaufen. Tanja liebt ihre Morgenroutine.

Ich selbst habe meinen Tagesbeginn auch schon einmal genauer unter die Lupe genommen. Und ich war überrascht. Denn ich war mir gar nicht so richtig bewusst, welchen Mustern ich folge. Ich hielt mich selbst nicht für wahnsinnig strukturiert und durchgetaktet. Sondern eher für spontan. Von wegen. Ganz so frei, wie ich dachte, bin ich in meinen Entscheidungen doch nicht. Sind wir im Übrigen alle nicht. Die einen mehr und die anderen weniger. Sind wir alle also Sklaven unsere unbewussten Handlungen? Und wenn ja, ist das jetzt gut oder schlecht? Die Natur hat selten etwas eingerichtet, wofür es keinen Grund gibt. Es muss also irgendeinen Vorteil geben.

Dafür schauen wir uns Tanjas Morgen noch einmal an. Dieses Mal aber, wie er aussehen könnte, wenn er ohne Routinen ablaufen würde:

Es ist 7:05 Uhr. Tanja schlägt die Augen auf und schaut auf die Uhr. Mist! Gestern bin ich doch noch so aufgewacht, dass ich rechtzeitig zur Arbeit komme. Auf meine innere Uhr ist wohl doch kein Verlass. Nun aber schnell aus den Federn. Was soll ich als erstes tun? Duschen oder frühstücken? Oder soll ich mich erst anziehen? Ach, vor dem Duschen, nee, das geht nicht. Die Klamotten kann ich aber schon raussuchen. Ist das effektiv und zeitsparender? Lass mich mal kurz nachdenken. Ich muss um 7:15 Uhr aus dem Haus. Das wird verdammt eng. Wann geht der nächste Bus? Ich muss mal kurz nach dem Fahrplan googeln. Nein, ich glaube, ich muss mit dem Auto zur Arbeit fahren. Mit dem Bus wird das zu knapp. Vielleicht schaffe ich es auch noch, etwas zu essen. Das wäre prima. Aber was? War ich gestern einkaufen? Mal sehen, was der Kühlschrank so hergibt. Aber vor allem, worauf habe ich jetzt Lust? Ich sehe nur Eier. Wo ist denn der Schinken? Vielleicht im Gemüsefach? Nee, Rührei geht nicht. Dauert zu lange. Kaffee wäre aber gut. Oder doch lieber Tee? Der beruhigt. Und das kann ich gut gebrauchen bei all diesem Stress hier am frühen Morgen.

Puh, was für ein Chaos. Und es soll tatsächlich Menschen geben, bei denen sieht der Morgen in etwa so aus. Hoffentlich nicht bei dir? Aber ganz egal, wie dein Tag startet, im Verlaufe eines Tages folgst du, folgen wir alle früher oder später, mehr oder weniger unseren Gewohnheiten. Ob wir es wollen oder nicht. Gewohnheiten spielen in unserem Leben eine große Rolle. Möchtest du immer noch deine Gemütlichkeitspfunde loswerden? Möchtest du vielleicht, dass sie auch nicht wiederkommen? Super! Deswegen beschäftigen wir uns mit deinen Gewohnheiten. Und nicht nur mit deinen Ernährungsgewohnheiten. Sondern auch mit denen, die einen unmittelbaren Einfluss auf dein Ernährungsverhalten haben können. Denn wie du an Tanjas Beispiel gesehen hast, war es eine Kette von Ereignissen, die Einfluss darauf hatten, was auf Tanjas Teller und in ihrer Tasse passierte oder eben nicht. Ich weiß nicht, ob du es bemerkt hast: Frühstück gab es in Variante 2 nicht. Ein Detail, das Auswirkungen auf den ganzen Tag haben kann. Ich sage nur: Mephisto lauert schon mit seinen Verführungskünsten, und ein Löschblatt nach dem anderen wird Tanjas Blick auf sich ziehen. Ob sie da wohl gut widerstehen kann?

Zusammenfassung:

Du bist ein Gewohnheitstier – zum Glück! Sonst würdest du im Chaos versinken. Dein Gehirn wäre maßlos überfordert, wenn du über jede einzelne Handlung nachdenken müsstest. Deswegen werden bis zu 50 % deiner täglichen Handlungen durch Gewohnheiten und Routinen bestimmt. Das ist eine reine Energiesparmaßnahme deines Gehirns. Viele Alltagshandlungen werden durch Gewohnheiten geprägt. Sie prägen dein Verhalten in hohem Maß. »Wir sind das, was wir wiederholt tun«, wusste schon Aristoteles. Gewohnheiten entstehen auf Grund von Erfahrungen und Bewertungen aus der Vergangenheit und Gegenwart.[29]

---

[29] Matthias Hammer, Micro Habits, S.48, MVG Verlag, 1. Auflage 2019

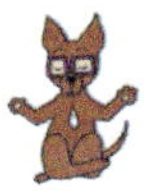

Aufgabe: »Für zwei ganz entgegengesetzte Dinge sind wir gleich sehr eingenommen: für die Gewohnheit und das Neue.« (Jean de La Bruyere)

Na, wenn einer der großen französischen Moralisten das sagt, liege ich ja goldrichtig mit den *neuen* Aufgaben zum Thema *Gewohnheiten.* Fantastisch. Da kann ich mich darauf verlassen, dass du voll bei der Sache bist. Das Thema Gewohnheiten braucht nämlich deine Funkenkraft. Sei nicht überrascht, du wirst dich zunächst so fühlen, als betrittst du einen Raum, und in diesem Raum ist es stockfinster. So finster, dass du deine Hand vor deinen Augen nicht siehst. So düster, dass du dich nicht zurechtfinden kannst. Aber keine Sorge. Auf den nächsten Seiten sorgen wir dafür, dass ein Licht nach dem anderen angeht. Bis es in deinem Raum (Bewusstsein) taghell ist.

Und wer macht nun das erste Licht an? Ich. Morgen früh schon. Da möchte ich nämlich bei dir aufkreuzen. Ich hoffe, du bist kein Morgenmuffel. Open your eyes – open your mind.

Ich hätte da mal ein paar Fragen:

Wie sieht denn dein typischer Morgen aus? Schreibe doch mal auf, wie du in den Tag startest. Und achte besonders auf alle Handlungen und Tätigkeiten, die mit deiner Ernährung und deinem Bewegungsverhalten zu tun haben. Gibt es Dinge, die immer wieder gleich ablaufen?

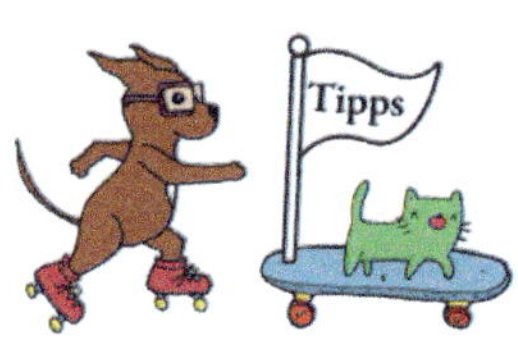

- Gerade Morgenroutinen (Gewohnheiten) sind sehr wichtig. Sie können deinen ganzen Tagesverlauf positiv beeinflussen. Vermeide deswegen Stress und Zeitnot.

- Starte energetisch, aber nicht hektisch. Wie wäre es mit Mikrofitness? Es gibt sanfte Übungen, die du bereits im Bett machen kannst (z. B. Dehnen) oder während des Zähneputzens (z. B. Gleichgewichtsübungen). Es muss gar nicht so anstrengend sein.

- Das Gefühl, schon gleich am Morgen etwas für sich getan zu haben, ist wirklich toll. Probiere es aus.

- Viel Trinken am Morgen ist besonders wichtig, da über Nacht automatisch ein Flüssigkeitsdefizit entsteht. Wie wäre es zusätzlich mit einem Getränk, das den Stoffwechsel anregt (schwarzer Kaffee, grüner Tee, Wasser, Apfelessig, Ingwerwasser & Co)? Überlege, ob das vielleicht eine neue Gewohnheit werden kann.

- Wie sieht dein Frühstück aus? Deine erste Mahlzeit sollte sehr sättigende Lebensmittel enthalten (nach Möglichkeit keine Leerkalorien oder einfachen Kohlenhydrate, sonst ist die Gefahr groß, dass du dich durch den ganzen Tag futterst).

- Was kommt wann im Laufe des Tages auf den Tisch? Überlasse das nicht dem Zufall, und mach dir am besten schon gleich am Morgen Gedanken darüber. Denn immer wiederkehrende Denkmuster können auch zu einer Gewohnheit werden.

Der ungebetene Dauergast – Warum uns Gewohnheiten nicht bewusst sind

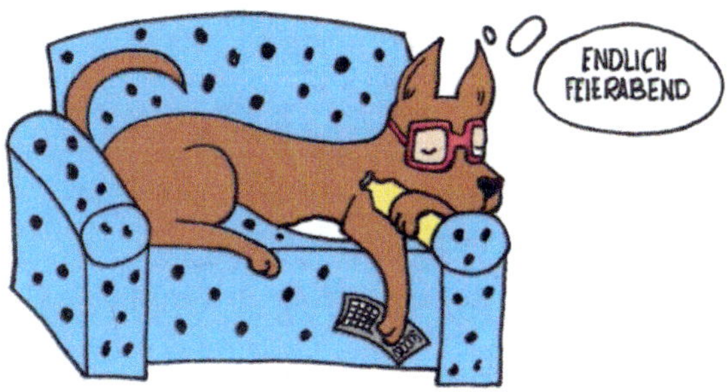

»Manchmal bin ich richtig froh, wenn der Hammer fällt. Mein Arbeitstag ist sehr stressig, und wenn ich dann im Auto sitze und nach Hause fahre, freue ich mich richtig auf den Feierabend. Erst bin ich noch aufgedreht, aber dann spüre ich, wie nach und nach die Anspannung nachlässt.« Und was passiert dann? »Ich komme zur Wohnungstür herein, werfe mich auf die Couch, löse ein Sudoku-Rätsel und trinke eine kleine Dose Bier.« Jeden Abend? »Ja jeden Abend! Außer am Wochenende.«

Warum? Weil du da nicht arbeiten musst und demzufolge nicht gestresst bist? »Nein. Weil ich dann nicht an der Tankstelle vorbeikomme.« Moment, was hat die Tankstelle damit zu tun? »Na, an der Tankstelle hole ich mir die kleine Dose Bier.« Ist das auf Dauer nicht ziemlich teuer? Warum kaufst du das Bier nicht im Supermarkt? »Erstens liegt die Tankstelle direkt auf meinem Heimweg. Da fahre ich automatisch dran vorbei. Zum Supermarkt wäre es ein kleiner Umweg. Zweitens will ich gar keinen ganzen Kasten im Haus haben. Ist der Kasten da, verführt das einfach zu schnell. Und so kann ich je nach Situation entscheiden, ob ich mir ein Bier an der Tankstelle gönne oder eben nicht.« Aber du hast doch gerade gesagt, dass du jeden Abend eine Dose trinkst, außer am Wochenende. »Mhh, ja. Wenn ich genau darüber nachdenke, stimmt das. Oh mein Gott. Das ist ja erschreckend.«

Oh je, da hat sich etwas bei Karsten, meinem Klienten, eingeschlichen. Spontan habe ich mir zwei Fragen gestellt: Erstens, wo ist die Logik seines Handelns? Und zweitens, wie kommt er zu so einer getrübten Wahrnehmung? Oder ist es Verdrängung? Möglicherweise auch das. Sicher ist, es handelt sich um eine Gewohnheit. Ganz klar ist: Es ist ein ungebetener Dauergast. Eines Tages ist er gekommen, um zu bleiben. Hoch leben die Gewohnheiten. Aber doch bitte nur die guten! Wie so oft hat die Medaille aber zwei Seiten: Natürlich haben wir auch schlechte Gewohnheiten. Das ist ganz normal. Unabhängig davon, dass auch sie automatisch und unbewusst ablaufen: Wenn schlechte Gewohnheiten in unser Bewusstsein rücken, verdrängen wir sie gerne. Oder wir wollen sie manchmal auch einfach nicht wahrhaben. Stößt uns jemand anderes mit der Nase drauf, kann es auch passieren, dass wir das, was wir nicht gerne hören wollen, einfach abschmettern.

Ja, auch mir ist das schon passiert. Es ist einige Zeit her, als mein Mann zu mir sagte: »Vielleicht liegt das ja an den vielen Nüssen, die du jeden Tag futterst, dass du ein bisschen zugenommen hast.« Wie bitte? Erstens machen Nüsse nicht zwangsläufig fett, und zweitens esse ich nicht jeden Tag Nüsse!!!

Doch, tue ich (war ich mir gar nicht bewusst). Aber unabhängig davon gehe ich erst einmal in eine Verteidigungshaltung. Und ich bin beleidigt. Das will ich doch nicht hören. Ich habe zugenommen? Soll er sich doch selbst mal anschauen.

Erst im zweiten Schritt denke ich darüber nach. Könnte er Recht haben? Esse ich zwischendurch auch Nüsse und nicht nur morgens im Müsli? Das muss ich mal beobachten, noch besser: aufschreiben! Ich konzentriere mich jetzt mal auf die Nüsse und mein ganzes Verhalten rund um die Nuss. Und siehe da: Es stimmt. In ganz bestimmten Situationen esse ich Nüsse. Aß ich Nüsse! Ich habe mein Verhalten ja daraufhin geändert.

Ich bin mir sicher, dass meinem Mann noch weitere Dinge auffallen würden, die für mich mehr oder weniger im Verborgenen liegen. Denn er weiß garantiert besser über meine Gewohnheiten Bescheid als ich selbst. Aber sagt er mir das? Vor allem ungefragt? Bei meiner Reaktion wird er sich hüten, nochmal so ein heikles Thema wie Ernährung und Figur von sich aus anzusprechen. Auch wenn das bei mir kein Problem oder notwendig ist.

Wenn du also deinen schlechten Gewohnheiten mal auf die Schliche kommen willst, kann es sehr hilfreich sein, ganz gezielt die Menschen zu befragen, mit denen du viel Zeit verbringst.

Scheu dich nicht, den Tatsachen ungeschminkt ins Gesicht zu schauen. Denn da liegen die Chancen zur Veränderung. Gerade in Ernährungsfragen sind es ja die schlechten Gewohnheiten, die zu den Pölsterchen geführt haben, die du nun wieder loswerden möchtest. Und deswegen ist es wichtig, dass du die Gewohnheiten sichtbar machst, die wahrscheinlich dazu geführt haben. Wenn du sie wahrnimmst und sie in dein Bewusstsein rücken, ist das der erste wichtige Schritt.

Zusammenfassung:

Mit den Gewohnheiten ist das so eine Sache. Wir haben gute, wir haben aber auch schlechte. Und alle haben ein furchtbar anhängliches Wesen. Einmal da, wollen sie nicht wieder von allein verschwinden. Da sie automatisch und in der Regel unbewusst ablaufen, weißt du unter Umständen nicht einmal, dass du einen ungebetenen Dauergast (eine schlechte Gewohnheit) an Bord hast. Schlechte Gewohnheiten verdrängen wir gerne. Menschen, die mit dir viel Zeit verbringen, seien es deine Familie oder deine Arbeitskollegen, haben einen anderen Blick auf deine alltäglichen Handlungen. Sie können dir helfen, das transparent zu machen, was für dich im Verborgenen liegt.

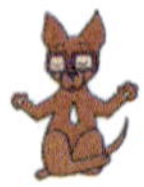

Aufgabe: »Groß ist die Macht der Gewohnheit«, sagte der berühmteste Redner und Denker des antiken Roms, Marcus Tullius Cicero. Ob ihm Julius Cäsar wohl darauf antwortete: »Gewohnheit ist Meister über alle Dinge.«?

Ich weiß es nicht. Dass dieses Zitat aber von Cäsar stammt, ist ohne Zweifel. Und so stelle ich mir gerade vor, dass ich Zuhörerin im Senat des alten Roms bin und genau das passiert. Ich lausche und lasse diese Worte auf mich wirken.

Warum?

Weil ich mich in eine ganz bestimmte Stimmung bringen möchte. Ich spüre, dass ich die nächste Aufgabe bedeutungsvoll ankündigen muss. Es könnte sonst nämlich sein, dass du sie auslässt. Weil du vielleicht denkst, dass sie nicht so wichtig ist. Oder weil es dir unangenehm ist, solche Fragen zu stellen. Und das will ich nicht! Es wäre einfach zu schade.

Denn du kannst gleich zwei Fliegen mit einer Klappe schlagen:

Erstens: Du bekommst wichtige Informationen (von Dingen, die dir unter Umständen gar nicht bewusst sind), und zweitens: Du hast noch einmal die Chance, dein unmittelbares Umfeld mit ins Boot zu nehmen. Du kannst sie nochmals von der Ernsthaftigkeit deines Vorhabens überzeugen.

Suche also das Gespräch, es lohnt sich ganz bestimmt.

Frage doch mal deine Familie, Freunde oder Arbeitskollegen, ob ihnen ganz bestimmte Ernährungsgewohnheiten an dir auffallen. Bitte sie, ganz ehrlich zu sein. Interessant ist es auch, in Erfahrung zu bringen, in welchen Situationen oder unter welchen Umständen diese auftreten.

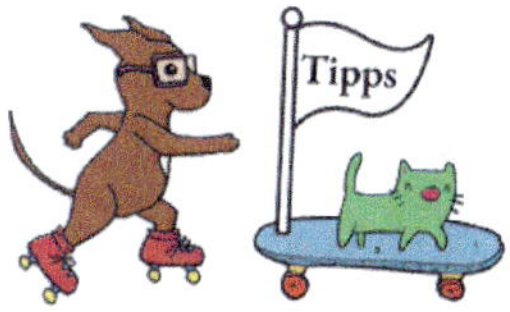

- Ein Gewohnheitstagebuch kann dir helfen, einen guten Überblick über deine Gewohnheiten zu bekommen. Ich empfehle dir, Schritt für Schritt vorzugehen und in der ersten Woche Folgendes unter die Lupe zu nehmen:

    1. Unterteilung in gute (deinem Ziel dienliche) und schlechte (deinem Ziel hinderliche) Gewohnheiten

    2. In welchen Situationen oder unter welchen Umständen treten diese auf? (z. B. Büro: nachmittags, ca. ab 15.00 Uhr, immer etwas Süßes, zu Hause: Di und Do Abendessen um 21.00 Uhr, immer zu spät und immer zu viel, weil ich Hunger habe, wenn ich vom Sport komme)

- Es sind die schlechten Gewohnheiten, die immer im Weg stehen. Wenn du an dieser Stelle gnadenlos ehrlich mit dir selbst bist, bringt das mehr, als die Dinge zu beschönigen. Auch wenn es im ersten Moment etwas bitter sein kann, den Tatsachen ins Auge zu blicken.

Übeltäter enttarnt, und nun? – Warum Gewohnheiten immer gewinnen

Warum findest du das erschreckend? »Weil ich nicht darüber nachdenke. Wenn du mich vorher gefragt hättest, hätte ich geantwortet: ›Ja, ab und zu hole ich mir ein Bier an der Tankstelle. ‹ Außerdem bin ich mir gar nicht sicher, ob ich wirklich jeden Abend Appetit auf ein Bier habe. Jetzt, wo wir darüber sprechen, komme ich mir vor, als wäre ich ein Roboter, der zur Tankstelle fährt. Einer, der falsch programmiert ist. Und das gefällt mir gar nicht gut. Das muss aufhören!«

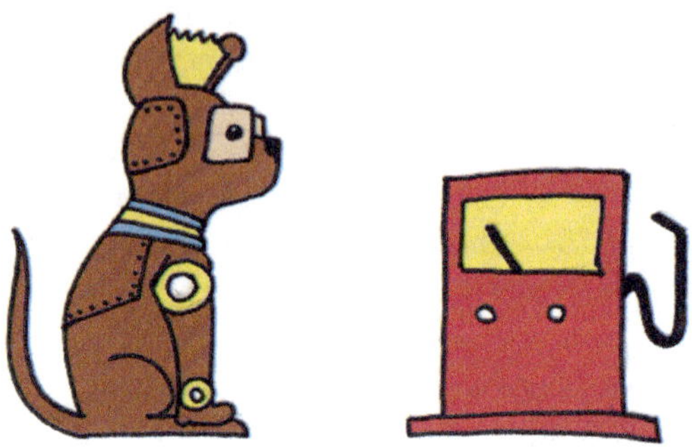

Karsten hat sich kurz erschrocken, als ihm knallhart bewusstwurde, was da abläuft. Aber der nächste wichtige Schritt ist da: seine Bereitschaft, die Dinge zu ändern. Er hat ein ganz bestimmtes Verhaltensmuster wahrgenommen, es einer Bewertung unterzogen und eine Schlussfolgerung daraus gezogen. Hätte ja gut und gerne sein können, dass er sagt: Nein, daran möchte ich nichts ändern. Lass uns doch mal woanders schauen. Denn letztendlich – und so wird es auch bei dir sein – wird es verschiedene Gewohnheiten oder Verhaltensmuster geben, die veränderungswürdig sind. Sich zunächst einmal auf eine zu konzentrieren, ist extrem wichtig. Erst wenn du das Grundprinzip verstanden hast und weißt, wie Gewohnheiten funktionieren, kannst du sie erfolgreich ändern. Und vor allem – ich kann das gar nicht oft genug wiederholen und mit Beispielen befeuern – ist kompletter Verzicht nicht die beste Strategie, aber die, die am häufigsten von vielen Menschen gewählt wird.

Das muss aufhören, hat Karsten gesagt. Ich hätte zustimmen und ihm folgende pauschale Antwort geben können:

Am besten ist es, du holst dir ab morgen keine einzige Bierdose mehr an der Tankstelle. Die sind eindeutig der Übeltäter. Womöglich einer von vielen. Aber wie gut, dass wir den jetzt schon einmal kennen. Um noch einen draufzusetzen, ergänze ich: Wenn du deine Gemütlichkeitspfunde loswerden willst, kann Alkohol an fünf Tagen in der Woche schon zu einem Problem werden. Ganz unabhängig von anderen Auswirkungen, die auch nicht gerade toll sind. Alkohol hat nicht nur viele Kalorien, sondern legt zusätzlich deine Fettverbrennung lahm und zwar komplett. Obendrauf ist er auch noch appetitanregend. Die Wirkung ist dreifach ungünstig. Also weg damit!

Das hat gesessen. Karsten zieht womöglich reumütig von dannen mit der Gewissheit, dass er ja nun weiß, was er zu tun hat. Mit großen Buchstaben ist in ihm eingebrannt, was ich ihm eingebläut habe:

V E R Z I C H T!

Dann klappt das schon mit dem Abnehmen. Auf geht's! Frohen Mutes und mit viel Energie startet er in dieses Vorhaben, das da lautet: ab sofort keine Bierdose mehr Und das gelingt zunächst auch gut. Er kann genügend Willensstärke aufbringen. Ein paar Tage, eine Woche, und mit ganz viel Disziplin bestimmt auch länger.

Dann aber plötzlich passiert etwas Unvorhergesehenes. Ärger mit einem Kunden, Ärger mit einem Kollegen, Ärger mit dem Chef, wichtige Aufgaben, die nicht erledigt werden konnten. Im Prinzip ist es vollkommen egal. Stress kann viele Ursachen haben. Und schwuppdiwupp fällt er in sein altes Muster zurück. Sein bewusstes Handeln verliert die Kontrolle an die (alte) Gewohnheit. Zack, sein Autopilot geht wieder an, und der sagt:

Achtung Stress, Hallo Tankstelle, Juhu ein Bier!

Das passiert einmal, zweimal, und letztendlich wird er die Flinte wieder ins Korn werfen. Alles ist wieder beim Alten. Gewohnheiten gewinnen immer.

Aber doch nicht bei meinem Karsten. Denn das, was ich dir gerade beschrieben habe, hat ja so nicht stattgefunden. Ich habe lediglich ein Szenario beschrieben, das häufig so oder so ähnlich abläuft. Wir können uns noch so bemühen, uns zusammenreißen und diszipliniert sein: Kaum passiert etwas Unvorhergesehenes (ausgelöst durch Stress oder andere äußere Faktoren), verfallen wir in das Muster, das Energie spart und reibungslos funktioniert – die alte Gewohnheit. Gewohnheiten sind mächtig und hartnäckig. Sie gewinnen früher oder später immer.

Charles Duhigg beschreibt in seinem Buch »Die Macht der Gewohnheiten« das psychologische Muster, das dahintersteckt und Veränderungen so schwer macht. Er nennt es die Gewohnheitsschleife. Und der Prozess, wie sich Gewohnheiten bilden und ablaufen, ist immer gleich. Er läuft als Schleife ab (da er sich immer wieder wiederholt) und besteht aus drei Elementen plus einem Booster (zu dem kommen wir aber erst später):

Auslösereiz - Routine (gewohnte Handlung) - Belohnung.[30]

Erst, wenn du das Wesen deiner Gewohnheit anhand dieser drei Aspekte erkannt hast, weißt du, wo du mit der Veränderung ansetzen musst. Am besten gelingt dir das, wenn du ganz genau hinschaust und jede einzelne Handlung analysierst.

Ich habe doch gesagt, dass da noch richtige Detektivarbeit auf dich zukommt. Aber du wirst sehen, es lohnt sich, zum Sherlock Holmes in eigenen Angelegenheiten zu werden. Noch dazu ist es spannend, sich selbst näher kennenzulernen. Ich spreche aus eigener Erfahrung.

Damit dir das gut gelingt, möchte ich anhand von Karstens Beispiel zeigen, wie es funktionieren kann.

---

[30] Charles Duhigg, Die Macht der Gewohnheiten, Berlin Verlag, 3. Auflage 2013

Als erstes geht es darum, das Verhaltensmuster ganz genau zu beschreiben. Was passiert rund um die ungeliebte Gewohnheit? Jedes Detail zählt, und deswegen ist es auch wichtig, genau hinzuschauen, was davor und danach geschieht. Und neben den Handlungsabläufen auch das zu erfassen, was in deinem Inneren vorgeht. Wie fühlst du dich dabei und was denkst du? Und jetzt weißt du, warum sich ein Gewohnheitstagebuch anbietet. Schreibe es auf, und so kannst du auch gut überprüfen, ob sich etwas wiederholt.

Der nächste Schritt ist, das Wesentliche herauszufiltern und als Kernaussage zu formulieren.

Und so sah das bei Karsten aus. Vielleicht erinnerst du dich noch an seine Geschichte. Wenn nicht, kannst du sie gerne am Anfang der bisherigen Kapitel im Teil 2 (Gewohnheiten) nachlesen.

Kernaussagen von Karstens Gewohnheit:

1. Er trinkt nach einem *stressigen* Arbeitstag eine kleine Dose *Bier*.
2. Nur *werktags*. Nie am Wochenende, weil er da nicht arbeitet.
3. Zu Hause angekommen, legt er sich auf die *Couch* mit *Sudoku* und *Bier*.
4. Warum trinkt er am Wochenende kein *Bier*? Weil er nicht an der *Tankstelle* vorbeikommt.

Jetzt ist es überhaupt erst möglich, die Gewohnheitsschleife zu bestimmen. (Auslösereiz – Routine – Belohnung)

Am Anfang jedes Gewohnheits-Verhaltens steht der auslösende Reiz. Er leitet die Gewohnheitsschleife ein, und nach ihm sucht das Gehirn unbewusst.

Das können ganz bestimmte Alltagssituationen sein, wie zum Beispiel bei Karsten der Feierabend. Oder eine spezielle Stimmung wie zum Beispiel Stress, Nervosität, Ärger. Im Fall von Karsten vermute ich Stress, da er ihn auch eindeutig als solchen beschreibt. Wonach er sich sehnt, ist Entspannung. Das ist die Belohnung.

Um sie zu bekommen, hat er irgendwann einmal ein ritualisiertes Verhalten eingeführt. Und es fortan wiederholt, weil es ihm guttut und die Belohnung – wie bereits erwähnt – das Ziel ist. Eingeleitet wird die Belohnung mit dem Kauf der Bierdose, und sie endet mit der kleinen Auszeit auf der Couch (mit Sudoku und Bier).

Das Bier ist dabei nicht der alleinige Bestandteil des Belohnungsrituals, sondern der erste Dominostein.

Was ich aber noch viel interessanter finde, ist die Tatsache, dass der Bier-Kauf an eine bestimmte Bedingung geknüpft ist. Schau noch einmal auf den Punkt 4. Es ist die Tankstelle. Somit wird die Tankstelle selbst zum Trigger, oder anders gesagt zu einem Folge-Auslösereiz. Tankstelle = Bier.

Das ist interessant, oder? Die meisten Menschen, die ich kenne, fahren zur Tankstelle, um zu tanken. Und das auch nicht jeden Tag. Stell dir das nur einmal vor: Jeden Tag würdest du mit dem Auto zur Tankstelle fahren, um ein oder zwei Liter zu tanken?! Oh nein, hoffentlich habe ich dir jetzt keinen Floh ins Ohr gesetzt. Komm bloß nicht auf diese Idee! Sonst hast du schneller eine Gewohnheit am Hals, als es dir lieb ist.

Kehren wir noch einmal zu Karsten zurück. Natürlich wird er jetzt nicht auf die Idee kommen, sein Auto im Supermarkt tanken zu wollen. Aber mit der Tankstelle verbindet er mittlerweile noch eine andere Assoziation. Für ihn müsste die Tankstelle eigentlich umgetauft werden. In BIERSTELLE. Im Übrigen habe ich das auch genauso zu ihm gesagt. Ein bisschen Humor muss sein. Und zum Glück fand er es genauso witzig.

Die Gewohnheitsschleife, die sich aus seinem Verhalten ableitet, sieht folglich so aus:

1. **Der Auslösereiz:** Stress + Feierabend
   Auf den ersten Blick eine Kombination aus beidem. Sicherlich fing die Gewohnheit mit Stress an und hat sich dann alleine durch die Tatsache, dass der Feierabend ansteht, verfestigt. Denn selbst, wenn er mal einen ganzen Tag lang einen lauen Lenz im Büro schieben würde, glaube ich nicht, dass er deswegen sagen würde: »Hach, wie entspannt bin ich doch heute. Ich brauche weder Bier noch Couch.«

2. **Die Routine:** Tankstelle (Bier), Couch (Sudoku + Bier)
   Es gibt nicht nur eine Routinehandlung, sondern eine Kette (Couch, Sudoku, Bier). Die Tankstelle ist ein besonderer Trigger und unmittelbar mit dem Bier verbunden.

3. **Die Belohnung:** Entspannung
   Karstens Bedürfnis ist es, Zeit für sich haben, einen kurzen Moment des Runterkommens zu genießen, innezuhalten, um damit Entspannungsgefühle zu erzeugen.

Und so sieht Karstens Gewohnheitsschleife in der einfachen Darstellung aus:

1.Feierabend ➔ Tankstelle (Bier)**➔ 2.Couch(Sudoku + Bier)➔ 3. Entspannung**

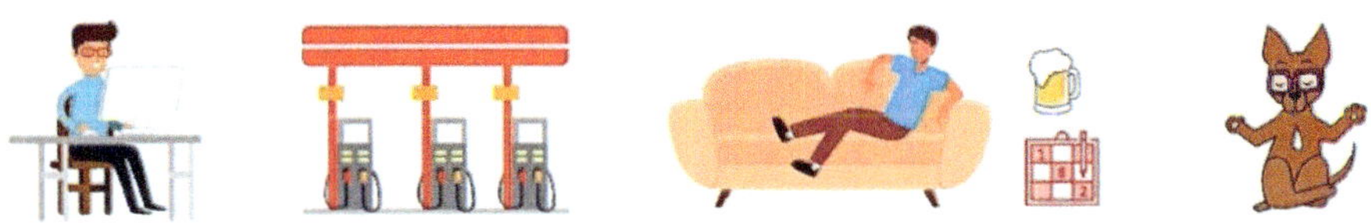

Später wirst du sehen, wie wichtig es ist, diesen Zwischenschritt (Bsp. Tankstelle + Bier) nicht zu vergessen. Häufig gibt es Details, die auf den ersten Blick nicht wichtig erscheinen, aber eine wesentliche Rolle spielen können.

Bevor du gleich selbst eine deiner Gewohnheitsschleifen aufspürst, möchte ich dir an einem weiteren Beispiel noch einmal verdeutlichen, wie wichtig jedes Detail und eine umfassende Beschreibung sind. Hier zunächst die »Kurzfassung«:

Tanja schaut nach der Arbeit leidenschaftlich gerne fern. Sie ist ein Serienjunkie und mag aber auch alles, was so im allabendlichen Unterhaltungsprogramm läuft. Währenddessen nascht und knabbert sie, was das Zeug hält. Natürlich macht sich das auf ihren Hüften bemerkbar. Sie möchte daran etwas ändern. Bisher hat das noch nicht so gut funktioniert. Alle Versuche scheiterten nach kurzer Zeit. Sie kann sich das Naschen einfach nicht verkneifen.

Im ersten Moment und ganz oberflächlich betrachtet scheint die Sache klar auf der Hand zu liegen.

Fangen wir mit dem **Auslösereiz (1)** an. Er könnte in einer Alltagssituation begründet sein: Tanja hat Feierabend. Alles ist erledigt und es ist an der Zeit, den Abend gemütlich ausklingen zu lassen. Vielleicht steckt aber auch eine gewisse Stimmung dahinter? Ist es Tanja langweilig und schaut sie deswegen so viel fern?

Weiter geht es mit der **Belohnung (2).** Welches Bedürfnis möchte Tanja befriedigen? Schokolade macht glücklich, nicht wahr? Hat sie sich beim Abendessen nicht satt gegessen? Oder vielleicht irgendetwas, das schnell Heißhunger auslöst? Ein Löschblatt womöglich? Oder ist es eine Art Beschäftigungslust, die mit den Knabberattacken ausgelöst wird? Pistazien zu knacken kann schon eine knifflige Angelegenheit sein.

Ganz klar ist auf jeden Fall **die Routine (3),** der mittlere Teil der Gewohnheitsschleife. Denn was sich bei Tanja manifestiert hat, sind Naschen und Knabbern als regelmäßige Handlung.

Ja, aber was steckt jetzt wirklich dahinter? Ist das Wesen der Gewohnheit schon erfasst? Kannst du mit Gewissheit sagen, was der Grund für ihr Verhalten ist?

Nein. Es braucht weitere Details. Und um die herauszufinden, habe ich Tanja richtige Löcher in den Bauch gefragt.

Die Zusammenfassung möchte ich dir natürlich nicht vorenthalten:

Tanja arbeitet seit der Pandemie im Homeoffice. Sie führt eine Wochenendbeziehung. Unter der Woche ist sie an den Abenden meistens allein. Wenn sie Feierabend hat, schaltet sie gleich den Fernseher an.

Das hat Tanja früher so nicht gemacht. Da war sie abends öfter unterwegs. Zweimal wöchentlich im Fitnessstudio, ab und zu ging sie auch mit Freunden zum Essen oder ins Kino.

Aber was soll sie jetzt machen? Wenn der Fernseher läuft, hat sie wenigstens das Gefühl, dass sie Gesellschaft hat. Eigentlich möchte sie gar nicht so viel naschen. Sie stellt sich auch nie etwas hin, wenn sie sich vor den Fernseher lümmelt. Aber kaum kommt eine Werbepause, passiert es.

Sie hat auch schon versucht, sich zusammenzureißen. Aber spätestens bei der zweiten oder dritten Werbepause wird sie schwach. Sie meint, weil sie dann nicht durch das Programm abgelenkt ist und ständig nur an die Süßigkeiten denken muss.

Einmal angefangen, hört sie nicht eher auf, bis die Chipstüte leer ist oder alle Gummibärchen aufgegessen sind.

Wie sieht's aus? Du hättest jetzt die Möglichkeit, einmal selbst zu üben, bevor du weiterliest:

Was kannst du mit den zusätzlichen Informationen anfangen? Welche Gewohnheitsschleife würdest du jetzt aus den Informationen ableiten?

Vielleicht ist dir auch ein wichtiges Detail sofort ins Auge gesprungen: Die Werbepause!

Die Werbepause ist ein zusätzlicher wichtiger Auslösereiz. Was wäre, wenn es gar keine Werbepause gäbe und der Film wie im Kino durchgängig liefe und extrem spannungsgeladen wäre?

Eine interessante Frage, wie ich finde.

Aber schauen wir nun mal auf die Kernaussagen, die ich in diesem Beispiel etwas beschreibender formuliert habe:

Tanjas grundsätzliches Problem ist, dass sie sich langweilt (Auslösereiz). Ihr fehlt Gesellschaft, und sie fühlt sich einsam (Auslösereiz). Und sie möchte in irgendeiner Form beschäftigt sein (Belohnung). Deswegen schaltet sie den Fernseher ein (Routine). Sobald eine Werbepause kommt (Folge-Auslösereiz), ist was da? Langeweile! Sie geht an die Naschkiste (Folge-Routine). Sie knabbert vor sich hin (Beschäftigung = Belohnung) und fühlt sich ausgelastet.

Und so sieht Tanjas Gewohnheitsschleife in der einfachen Darstellung aus:

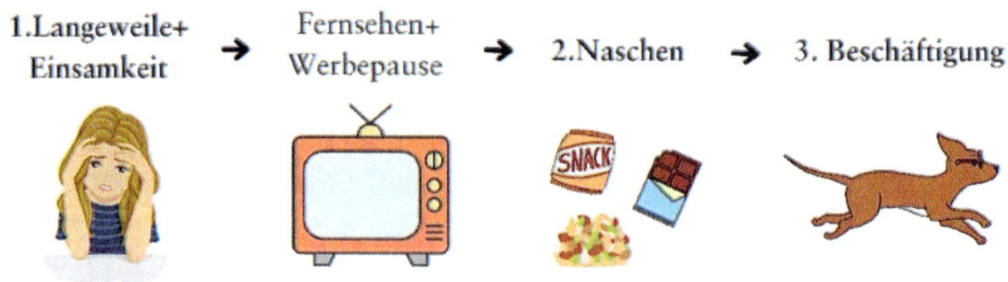

Bei ihr gibt es ja gleich zwei Auslösereize. Einer reicht, aber wenn sie im Doppelpack kommen, gibt es kein Halten mehr, und die Naschorgie nimmt ihren Lauf.

Du siehst also, wie wichtig es ist, sich intensiv mit den inneren und äußeren Bedingungen einer Gewohnheit auseinanderzusetzen. Warum ist was so und nicht anders, was passiert da ganz genau, und wie fühlst du dich dabei? Schau in dich hinein und nimm dir die nötige Zeit dafür. Du wirst sehen, am Ende wird es sich lohnen.

Zusammenfassung:

Du bist dir deiner Gewohnheiten bewusst. Du hast die (schlechten) enttarnt, die deinem Ziel (Gemütlichkeitspfunde ade) nicht dienlich sind. Und du bist bereit, daran etwas zu ändern. Du weißt, dass reiner Verzicht nicht zwangsläufig zu einer nachhaltigen Veränderung führt.

Das erfordert viel Disziplin und führt in der Regel nur zu einem kurzfristigen Erfolg. Der Grund dafür ist, dass hinter jeder Gewohnheit ein psychologisches Muster steckt, das immer wieder gleich abläuft und manifestiert ist. Bei einem Störfaktor wie beispielsweise Stress schaltet dein Gehirn wieder auf Autopilot, und die alte Gewohnheit ist wieder da.

Dieses immer wiederkehrende Muster wird Gewohnheitsschleife genannt. Sie besteht aus drei wesentlichen Komponenten: Auslösereiz – Routine – Belohnung. Die dahinterstehenden Handlungsabläufe zu erkennen und zu bewerten, ist eine wichtige Voraussetzung, damit deine Veränderung wirksam und letztendlich auch erfolgreich sein kann.

Dabei kommt es auch auf kleine Details an. Denn wie bei einem Dominoprinzip löst eine Handlung die nächste aus. Alles ist aufeinander abgestimmt.

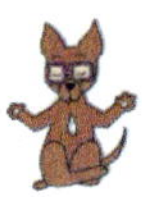

Aufgabe: »Aus manch einer Gewohnheit musst du springen wie aus einem brennenden Haus.« (Manfred Hinrich)

Er hat gut reden, aber wo er Recht hat, hat er Recht.

Wo brennt es denn am meisten? Das wirst du in dieser Aufgabe herausfinden. Und wir machen das richtig clever. Mit einem Ranking (siehe Tipps), damit du auch ja weich landest. Oder besser gesagt: Damit du erfolgreich landest.

Suche dir zunächst nur eine schlechte Ernährungsgewohnheit aus, die du als erste ändern möchtest. Schau doch mal in die Tipps, damit dir die Entscheidung leichter fällt. Schreibe den Ablauf deines Verhaltens ganz genau und chronologisch auf. Erfasse jedes noch so kleine Detail, das zum Handlungsablauf dazugehört.

Entwickele die Gewohnheitsschleife und beantworte folgende Fragen:

1. Was ist der Auslösereiz?

2. Welche Routine-Handlung bzw. welche Handlungen folgen darauf?

3. Welches Bedürfnis befriedigst du damit? (Belohnungseffekt)

- Schau dir deine schlechten Gewohnheiten, die du im Gewohnheitstagebuch aufgelistet hast, noch einmal an und bewerte sie:

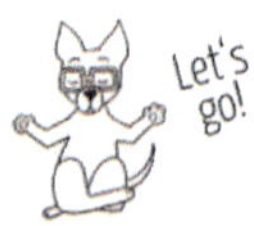	**A) Würde mir leicht(er) fallen**	**B) Würde mir schwer(er) fallen**
1) Möchte ich ändern		
2) Möchte ich nicht ändern		
3) Möchte ich noch nicht ändern		

- Ich glaube, du siehst selbst, welche die beste Option wäre: 1A!

- Du hast die Wahl. Sollten es mehrere sein, nimmst du die, die du am schnellsten umsetzen kannst, oder die, die den größten Effekt (Nutzen) verspricht. Im Übrigen gehe ich davon aus, dass Kategorie 1 überflutet ist. Sonst würdest du ja auch nicht dieses Buch lesen.

- Ich empfehle dir wirklich, erst einmal nur eine Gewohnheit zu beleuchten und dich intensiv mit ihrem Wesen auseinanderzusetzen. Eine Gewohnheitsschleife zu erkennen, ist eine Frage der Übung, und du brauchst Fokus, Zeit und den genauen Blick nach innen. Danach kannst du gerne auch eine weitere dazu nehmen. Wenn du zu viel auf einmal ändern möchtest, klappt das selten gut.

Viele Wege führen nach Rom – Wie du Gewohnheiten verändern kannst

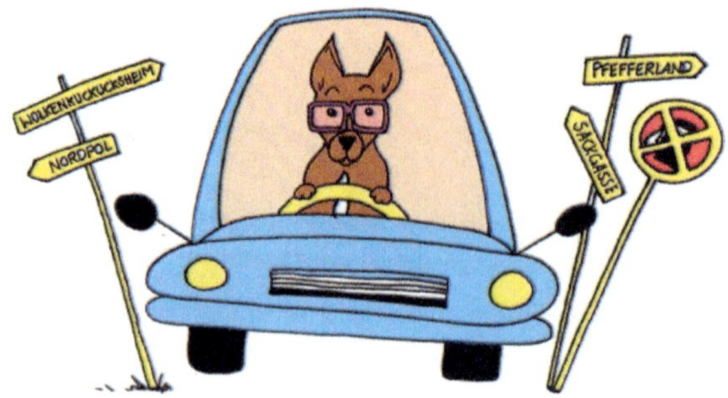

Hast du Lust auf Experimente? Ich liebe Experimente. »Was für Experimente?« Ach, gar nichts Dramatisches. Wirklich nur eine Kleinigkeit. Sag mal, führt eigentlich noch ein anderer Weg zu dir nach Hause als der, den du immer fährst? »Wieso fragst du? Es ist halt der kürzeste Weg. Und deswegen fahre ich ihn.« Natürlich, das ist logisch. Mache ich ganz genauso. Wie wäre es mal mit einem klitzekleinen Umweg? Keine Sorge, du musst nicht über den Nordpol fahren, um nach Hause zu kommen. Ich will dich auch nicht durch die Stadt treiben in der Hoffnung, dass du dich in der Rush Hour abreagierst. Was ich aber möchte, ist, dass du dir einen Weg suchst, der an keiner Tankstelle vorbeiführt!

Du erinnerst dich? Die Gewohnheitsschleife von Karsten wird immer mit dem Feierabend eingeleitet. Egal, ob der Arbeitstag wirklich besonders stressig war oder nicht. Sein persönliches Empfinden oder Denken ist ausschlaggebend. Wenn im Büro der Hammer fällt, steht auf seiner Stirn in großen roten Buchstaben geschrieben: Stress lass nach! Und er möchte alles dafür tun, dieses Gefühl so schnell wie möglich zu beseitigen.

Rein theoretisch könnte Karsten nun schnurstracks nach Hause fahren, sich auf seine Couch schmeißen, ein Sudoku lösen und vollkommen entspannt immer tiefer in die Kissen sinken. Dann würde ich sagen: »Was für ein tolles 10-Minuten-Anti-Stress-Ritual!« Wenn da nicht noch das Bierchen wäre. Ja, Karsten hat beschlossen und ich habe ihm zugestimmt, ein tägliches Bier, das muss nicht sein. Nicht nur wegen der Gemütlichkeitspfunde. Deswegen hat er das auf Priorität 1A gesetzt. Und das ist das erste Verhalten, das er ändern möchte. Erinnerst du dich im Übrigen noch daran, wo es das Bier gab? Genau, an der Tankstelle. Und das nächste wichtige Detail war: Die Tankstelle liegt auf Karstens Heimweg. Warum ist dieser Aspekt so wichtig?

Heimweg ist ein gutes Stichwort. Da fällt mir etwas ein. Vielleicht ist es dir auch schon einmal so gegangen wie mir:

Ich bin auf dem Heimweg und fahre einfach so vor mich hin. Natürlich kenne ich die Strecke. Ich kenne jeden Baum und jeden Strauch. In meinem Kopf dreht sich alles nur um ein Thema: meinen Motivationskurs. In sechs Wochen ist es so weit, und es wird Zeit, dass ich das Konzept ausarbeite. Wer sind die Teilnehmer, wo stehen sie gerade, und was brauchen sie? Und während meine Gedanken noch auf Reisen sind, stehe ich plötzlich in der Garage. Was, bin ich schon da? Und wie bin ich bloß hierhergekommen? Wurde ich gebeamt? Nein, mir fällt sofort ein: Das kann nicht sein. Aber irgendwie komisch fühlt es sich an. Als würden mir die 15 Minuten Autofahrt fehlen. Ganz ehrlich, da hätten auch grüne Katzen über die Straße laufen können. Ich bin mir nicht 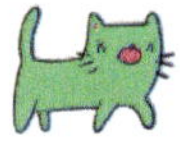 sicher, ob ich die überhaupt bemerkt hätte. (Wenn du Lust hast, schau dir auf YouTube das Video von dem Gorilla und den Basketballspielern an. In der Psychologie nennt man das auch die »Unaufmerksamkeitsblindheit«[31].)

Natürlich weiß ich, dass ich mit dem Auto gefahren bin. Natürlich habe ich brav an allen roten Ampeln gehalten. Das schreibe ich jetzt extra, bevor gleich ein großer

---

[31] https://www.sueddeutsche.de/wissen/psychologie-der-unsichtbare-gorilla-1.2733707

Aufschrei kommt. Und vorsichtshalber deswegen, damit mir demnächst nicht alle Würzburger Polizisten auflauern, weil ich als vermeintlich Blinde Kuh durch die Stadt jage. Puh, gerade noch die Kurve gekriegt. Das ist aber nicht der Grund, warum ich dir von den grünen Katzen erzähle. Und schon gar nicht das Ende der Geschichte. Dafür beamen wir uns aber mal kurz in das Auto von Karsten:

Er ist auch gerade auf dem Heimweg. Glaubst du, dass er sein Navi angeschaltet hat, um zielsicher nach Hause zu finden? Nur so viel, auch er kennt jeden Baum und jeden Strauch. Auch er fährt diese Strecke seit Jahren. Ob er leicht in Gedanken versunken ist? Wir können ihn nicht fragen. Er fährt so vor sich hin. Und trotzdem: Sein Gehirn sucht etwas. Ganz unbewusst, aber zielsicher. Sein Gehirn hält Ausschau nach einer grünen Katze. Und wenn sie auftaucht, leuchten bei ihm die Lampen. Und zusätzlich die Alarmglocke. Keine Sorge. Mit meinem Klienten stimmt alles. Die Katze ist keine Katze. Schon gar keine grüne. Die Katze ist eine Tankstelle. Und sobald die auftaucht, denkt mein Klient unbewusst an was? Nicht an Katzenfutter! Ha, jetzt hätte dir dein Gehirn fast einen anderen Streich gespielt, stimmt's? So ist das mit dem Gehirn. Unberechenbar und immer bereit, Streiche zu spielen.

Wenn eine Tankstelle auftaucht, denkt Karstens Gehirn an prickelnden, zischenden Gerstensaft – an Bier.

Was passiert eigentlich, wenn gar keine Tankstelle auftaucht? Keine Tankstelle, kein Bier? Das wäre eine logische Konsequenz. Und kann das etwa schon die Lösung sein? Wir eliminieren den Auslösereiz und schwuppdiwupp ist die Gewohnheit verschwunden? Grundsätzlich ist das kein Ding der Unmöglichkeit. Ob oder wie gut das klappt, hängt aber von vielen verschiedenen Faktoren ab. Je nachdem, um was für einen Auslösereiz es sich handelt, gelingt das mehr oder weniger gut.

In dem Fitnessstudio, für das ich viele Jahre gearbeitet habe, gab es eine kleine Herrengruppe, die sich immer Samstagvormittag um 10:00 Uhr zum gemeinsamen Training getroffen hat. Nach dem Training verabredeten sie sich im Bistro und zischten dort ihre ein bis zwei Hefeweizen. Irgendwie kurios, ein Eiweißshake wäre sicherlich sinnvoller gewesen. (Frag jetzt nicht, warum es im Fitnessstudio Bier zu kaufen gab.)

Aber sicher ist, das war ein Ritual, das sich eingebürgert hat, oder anders ausgedrückt: Eine Gewohnheit war entstanden.

Mit dem Lockdown und der Schließung der Fitnessstudios fiel die ganze Sache logischerweise flach: kein Training, keine Kumpels, kein Hefeweizen. Weil die Umstände sich komplett geändert hatten. Kein Training im Fitnessstudio, kein Auslösereiz (Trainingsende – Bistroecke).

Ich kann mir nicht vorstellen, dass einer der Herren jemals auf die Idee gekommen ist, das Ritual (die Routine) zu Hause am Küchentisch weiterzuführen. Nach dem Motto: Es ist Samstag. Da war doch was um 11:30 Uhr? Also her mit dem Hefeweizen!

Was meinst du? Noch nicht einmal, wenn in den eigenen vier Wänden vorher (alleine) rumgesportelt wurde, also dieser Teil der Gewohnheit aufrechterhalten wurde. Ohne Bistroecke und ohne Kumpels kein Hefeweizen – da bin ich mir ziemlich sicher.

Eine meiner Freundinnen geriet morgens immer schnell in Zeitnot. Sie meinte, sie hätte keine Zeit zum Frühstücken. Das wäre auch nicht schlimm, denn sie würde dann im Büro nebenbei etwas essen. Außerdem liegt direkt auf dem Weg ein Bäcker, dort würde es wahnsinnig leckere Croissants geben. Da holt sie sich einfach eins und fertig ist der Lack. Besser geht es doch nicht. Dann wechselte sie aber den Job und damit die Arbeitsstelle. Ihr Weg führte von einem Tag auf den anderen nicht mehr direkt an einem oder schon gar nicht an dem Bäcker mit den leckeren Croissants vorbei. Kein Bäcker, kein Croissant. Und damit ein Löschblatt und ca. 300 kcal weniger. Auch nicht schlecht.

Es kann also funktionieren, dass eine Gewohnheit von alleine verschwindet, wenn sich die Umstände gravierend ändern und damit der Auslösereiz wegfällt. Das ist aber nicht die Regel. Denn es gibt noch andere Arten von Auslösereizen als Sinnesreize (Bäcker – optisch plus Geruch – olfaktorisch) oder soziale Auslösereize (Gruppe – Kumpels). Und diese Reize haben eine große Macht: Es sind die Reize, die durch unsere Gedanken und Empfindungen ausgelöst werden. Wenn dich z. B.

ein immer wiederkehrendes Gedankenmuster seit deiner Kindheit begleitet, und das heißt: »Der Teller wird immer leergegessen«, wirst du es schwer haben, in der Kantine oder im Restaurant etwas liegenzulassen. Selbst, wenn du eigentlich schon satt bist: Aus Gewohnheit isst du alles auf.

Und wie ist es Tanja in der Zwischenzeit ergangen? Du erinnerst dich, seit sie im Homeoffice ist, hat auch sie ein ganz eigenes Feierabendritual. Sie treibt es jeden Tag vor den Fernseher. Ihr ist langweilig, was soll sie sonst tun? Ihr Auslösereiz ist ein innerer, nämlich das Gefühl der Langenweile. Sobald die erste Werbepause kommt, wird die Langeweile verstärkt (was soll ich jetzt tun?), und dann beginnt das große Naschen. Die Werbepause (als äußerer Reiz) gibt dann das Signal, und das Verlangen nach Süßem oder Salzigen wird ausgelöst.

Zusammenfassung:

Eine Gewohnheit beginnt grundsätzlich mit einem Auslösereiz. Dieser hat eine sehr starke und signalhafte Wirkung. Ist er da, fällt der Startschuss, und das Gewohnheitsverhalten wird ausgelöst. Das geschieht unbewusst. Matthias Hammer beschreibt in seinem Buch »Micro Habits« die unterschiedlichen Auslösereize. Er stellt drei verschiedene Arten dar: äußere, soziale und innere Reize. Die inneren Reize entstehen durch unsere Empfindungen oder Gedanken. Alles, was wir sehen, hören oder riechen können, sind äußere Reize. Bei sozialen Reizen handelt es sich um Gewohnheiten, die durch andere Personen oder Gruppen ausgelöst werden.[32] Ist der Reiz einmal erkannt, kann bewusst Einfluss auf das weitere Handeln genommen werden. Damit ist er Grundlage und Basis für eine erfolgreiche Veränderung.

[32] Matthias Hammer, Micro Habits, S. 36-38, MVG Verlag, 1. Auflage 2019

Nachts sind alle Katzen grau. Und nicht grün. Was ich damit sagen will: Es könnte unter Umständen nicht so einfach sein, den Auslösereiz deiner Gewohnheit auf Anhieb zu erkennen. Er kommt selten miauend und als Neonleuchte daher.

Hast du Lust auf eine kleine Übung zwischendurch? Super. Los geht's. Und zwar mit einer Frage: Was ist bei dieser Aufgabe anders? Überlege doch mal. Ich könnte jetzt noch drei Hinweise geben, aber die lasse ich ganz bewusst weg. Ich bin sehr gespannt, ob du darauf kommst. Die Lösung allerdings findest du erst in der nächsten Aufgabe (das ist pure Absicht). Aber schön hiergeblieben. Zuerst sind diese Fragen dran:

Befasse dich intensiv mit dem Auslösereiz und den dazugehörigen Signalen deiner Gewohnheit. Versuche herauszufinden, um welche Art es sich handelt. Ist es ein innerer, äußerer oder sozialer Reiz?

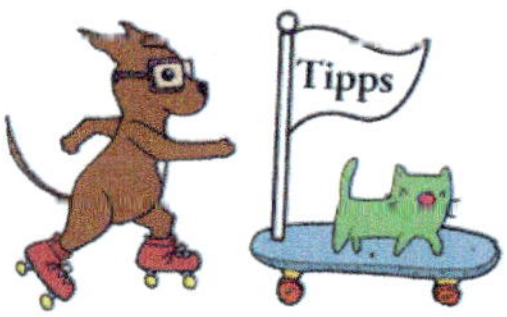

- Im Gewohnheitstagebuch kannst du den Auslösereiz nun, nachdem du ihn einer Kategorie zugeordnet hast, noch einmal detaillierter betrachten. Fragen, die du dir stellen kannst, sind:

    1. Ist es möglich, den Auslösereiz zu eliminieren? Ja oder nein? Auch, wenn die Chance gering ist, dass dadurch deine Gewohnheit verschwindet, solltest du zuerst diese Möglichkeit prüfen. Um dich dann zu fragen:

2. Was kannst du tun, damit du den Auslösereiz im Alltag wahrnehmen kannst? Wie kannst du sicherstellen, dass du den Start deines unerwünschten Verhaltens nicht verpasst? Damit du nicht erst hinterher mitbekommst: Oh je, hier ist etwas schiefgelaufen. Schon wieder habe ich unkontrolliert genascht. Die ganze Schokoladentafel ist verputzt.

Wo ist meine Limonade? – Was eine Gewohnheit antreibt

»Ich habe jetzt mal zwei bis drei Sorten probiert, entweder habe ich noch nicht die richtige gefunden, von denen jedenfalls schmeckt mir keine so gut wie das Original.« Was erwartest du denn zu schmecken? »Etwas Frisches und Herbes, das Gefühl, es macht ZISCH. Das belebt und beruhigt mich zugleich.« Und all das, ich meine frisch, herb, zisch, trifft auf ein alkoholfreies Bier nicht zu? »Doch, und trotzdem ist es nicht das Gleiche. Ganz ehrlich, ich finde den Geschmack gruselig.« Okay, ich verstehe. Ich kann dich sogar sehr gut verstehen. Bier schmeckt – egal ob mit oder Alkohol – eigentlich gruselig. Oder? Kannst du dich eigentlich noch an dein allererstes Bier erinnern? Hat es dir geschmeckt? »Nein, natürlich nicht. Ich dachte mir sogar: Wie kann man nur etwas trinken, das so bitter schmeckt?« Und warum hast du es trotzdem getrunken? »Na, ist doch klar, ich wollte dazugehören in unserer Clique. Wir Jungs haben halt Bier getrunken.«

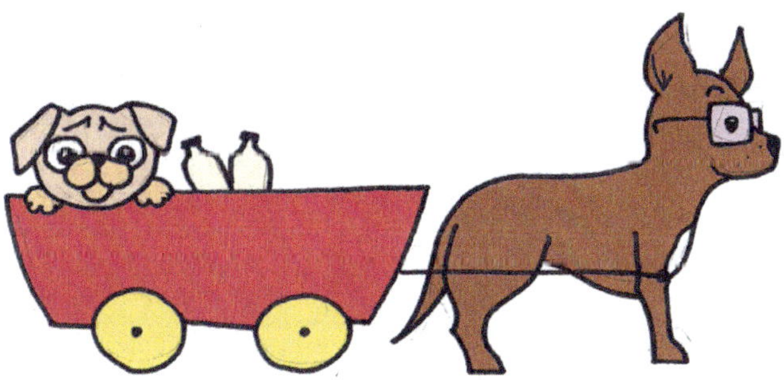

Keine Sorge, wir sind noch beim Thema. Das, was du gerade bei Karsten mitbekommen hast, ist eine ganz starke Energie, die die Gewohnheit antreibt. Matthias Hammer nennt das in seinem Buch »Micro Habits« die Belohnungserwartung

(Craving) oder anders ausgedrückt »Die Sehnsucht nach dem Superreiz«.[33] Es ist der starke innere Drang und die damit verbundene Vorfreude auf die Belohnung. Es ist das pure Verlangen. Und in Ernährungsangelegenheiten häufig nach allem, was meistens nicht gesund oder hochkalorisch ist. Alles, was süß, fettig oder mit vielen Geschmacksverstärkern gespickt ist. Oder eben Bier. Aber ganz ehrlich, schmeckt Bier? Erinnere dich mal an DEINEN ersten Schluck. Wann war das? Im Jugendalter? Über das Bierproblem müssten wir gar nicht sprechen, wenn Karsten vor vielen Jahren zu seinen Kumpels gesagt hätte: »Trinkt Eure Brühe allein. Das schmeckt doch wie Knüppel auf den Kopf. Bier ist nichts für mich, wo ist meine Limonade?« Aber nein, sein Bedürfnis nach Zugehörigkeit und sozialer Anerkennung war viel größer. Biertrinken ist cool, ich will cool sein, und so trinke ich es, auch wenn es gar nicht schmeckt.

Und siehe da, irgendwann schmeckt Karsten dann dieser gallenbittere Gerstensaft. Und nicht nur ihm, sondern (fast) jedem Mann und mancher Frau. Klar ist, dass er etwas Angenehmes mit dem Biergenuss verbindet. Und das hat sich bis heute manifestiert, auch wenn es Karsten jetzt bestimmt nicht mehr ums Coolsein geht, wenn er sein Bier genießt. Heute geht es ihm um Wohlbefinden. Ja, vielleicht auch um das Bedürfnis nach Selbstbestimmung. Jetzt ist Feierabend. Stress lass nach, und ich kann machen, was ich will. Ich mach, was ich will. Ich trinke jetzt ein Bier und lege mich auf die Couch. Was auch immer Karstens tiefstes, innerstes Bedürfnis ist, es wird getrieben von dieser einen Vorfreude.

»Diese Vorfreude, dieses Verlangen, die Vorwegnahme des Guten ist das Craving.«[34] Und wie heißt es so schön: Vorfreude ist doch die schönste Freude. Unser Gehirn sorgt im Übrigen dafür, dass dieser Vorfreudentanz nicht aufhört, indem es Dopamin aufs Parkett bringt. Dopamin, das Hormon im Belohnungssystem des Gehirns,

---

[33] Matthias Hammer, Micro Habits, S. 41, MVG Verlag, 1. Auflage 2019

[34] Matthias Hammer, Micro Habits, S. 40, MVG Verlag, 1. Auflage 2019

das dann vermehrt ausgeschüttet wird, wenn wir etwas erwarten. Also, wenn dir das Wasser im Mund zusammenläuft, und nicht, wenn der Bissen schon im Mund ist oder das kühle Bier bereits die Kehle hinunterläuft. Diesen Effekt kennen wir alle sehr gut auch aus anderen Lebensbereichen. Da freust du dich wie ein Schneekönig auf etwas, und tritt es dann ein, ist es manchmal nur halb so schön wie gedacht. Dieser Effekt macht also unsere Gewohnheiten so mächtig. Und all das läuft auch wieder unbewusst ab. All das passiert auch wieder automatisch, wie unter einer Tarnkappe.

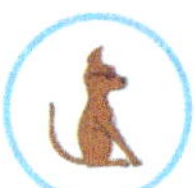

Zusammenfassung:

Wie mächtig eine Gewohnheit ist, hängt hauptsächlich von der Belohnungserwartung ab. Denn jede Gewohnheit hat ein ganz bestimmtes Ziel, das darauf ausgerichtet ist, ein ganz bestimmtes Bedürfnis zu befriedigen. Die Belohnung und das damit verbundene positive Gefühl sind also der Grund, warum wir immer wieder die gleichen Handlungen vollziehen. Die Vorfreude darauf ist stärker als die Bedürfnisbefriedigung selbst. In dem Moment der Vorfreude schüttet das Gehirn Dopamin aus. Dieser wichtige Botenstoff generiert ein tiefes Verlangen, und die damit verbundene Aussicht auf Belohnung treibt die Ausübung der Gewohnheit voran.

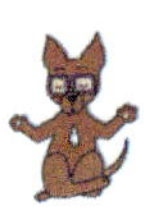

Aufgabe: »Man denkt an das, was man verließ; Was man gewohnt war, bleibt ein Paradies.«

Melancholie können wir jetzt gar nicht gebrauchen, lieber Johann Wolfgang von Goethe. Auch wenn wir nun bei einem sehr leidenschaftlichen Teil unserer Gewohnheit angekommen sind. Und da passt es natürlich schon, diesen emotionalen und kreativen Dichterfürsten zu Wort kommen zu lassen. Vielleicht beflügelt er dich, die nächste Aufgabe zu bearbeiten. Darf ich auch noch kurz meinen Senf dazu geben? Die Sache mit dem Paradies sehe ich etwas anders: Wer sagt, dass du dir nicht jederzeit ein neues schaffen kannst?

Nachdem du weißt, welcher Auslösereiz bei dir den Startschuss setzt, geht es nun darum, deinem inneren Verlangen auf die Spur zu kommen. Was befeuert dein Verhalten? Welche Vorfreude führt dazu, dass du das tust, was du tust?

Bevor du zu den Tipps springst, die sehr hilfreich für diese Aufgabe sind, bist du doch schon gespannt wie ein Flitzebogen, oder?

Hier ist die **LÖSUNG**:

Alles wieder in bester Ordnung, nicht wahr! Alles wieder so, wie du es *gewohnt* bist. Bei der vorangegangenen Aufgabe hat nämlich etwas gefehlt. Mit Absicht. Ich hoffe, sie ist dir deswegen nicht durch die Lappen gegangen. Denn etwas nicht Unwichtiges habe ich einfach weggelassen: Den Auslösereiz! Hast du es bemerkt? Ja, auch die Aufgaben haben einen Auslösereiz. Der kleine Toni, der bedeutet: Du bist dran. Die Frage ist nun, hat dein Gehirn schon unbewusst danach gesucht? Könnte natürlich auch sein, dass es bei dir genau das Gegenteil bewirkt und du denkst: Oh Gott, Quälgeist-Alarm! Ah, schon wieder so eine von diesen Aufgaben. Schnell weiterblättern. Das hoffe ich natürlich nicht. Sonst muss ich mal wieder bei dir aufkreuzen. Okay. Was fehlte noch? Vielleicht sind dir ja noch zwei weitere Sachen sofort ins Auge gestochen? Es fehlte das Wort AUFGABE, und es gab kein Zitat! So, wie bei jeder anderen Aufgabe zuvor. Alle Aufgaben im Gewohnheitsteil beginnen mit einem Zitat. Jetzt bin ich aber gespannt, ob du darauf gekommen bist. Wenn du diese drei Dinge sofort wahrgenommen hast, springe ich in die Luft und freue mich. Das bedeutet, dass du per se eine gute Wahrnehmung hast. Wenn sie dir nach einiger Zeit des Überlegens aufgefallen sind, springe ich in

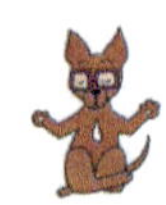

die Luft und freue mich. Das bedeutet, dass du gerade ein wenig geübt hast. So geht das mit dem transparent machen. Super und weiter so!

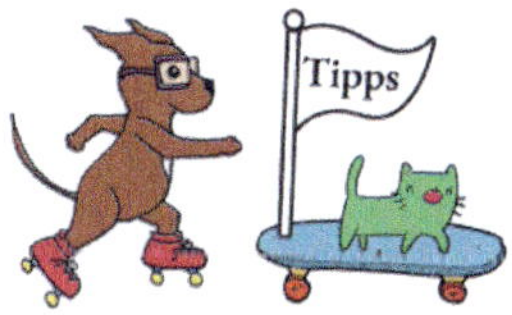

- Achte auf deine Sinneseindrücke. Was ist es, das dich besonders triggert? Der Geschmack, der Geruch, das Prickeln, das wärmende (Getränk), die cremige Konsistenz?

- Achte auch auf deine Gefühle. Worauf freust du dich am meisten, wenn dein Bedürfnis befriedigt wurde? Beschreibe auch das mit drei - fünf Adjektiven.

- Was treibt dich ganz besonders an?

- Wichtig zu wissen ist auch, wie stark sich dein Verhalten festgesetzt hat. Wie lange besteht deine Gewohnheit? Wann hat sie angefangen? Und in welchen Momenten kannst du überhaupt nicht widerstehen?

Das Bettchen ist schon belegt! – Wie neue Routinen geschaffen werden

Karsten, es geht gar nicht darum, nie wieder oder eine Weile kein Bier zu trinken. Was aber wichtig ist, ist, dass wir den Kreislauf deiner unbewussten Routine unterbrechen. Sonst wirst du deine schlechte Gewohnheit nie los. Das ist leider die bittere Wahrheit. Dein ungebetener Dauergast wird niemals freiwillig dein Heim verlassen. Da kannst du ihm zehnmal freundlich die Türe weisen. Auch pures Rausschmeißen funktioniert nicht. Kaum fällt die Tür krachend ins Schloss, klingelt er schon wieder. Dein Dauergast lässt sich nämlich nicht so gerne zum Obdachlosen machen. Am besten holst du dir einen neuen Mitbewohner ins Haus. Und wenn dein Dauergast mit treuseligem Blick vor deiner Tür steht, kannst du wenigstens sagen: »Sorry, dein Bettchen ist schon belegt.« Nur eines sage ich dir, freu dich nicht zu früh. Er wird es immer wieder versuchen. Logisch, denn er will sein Nachtlager zurückerobern. Schließlich ist es seit Jahren so kuschelig dort. Jeden Tag steht er also auf der Matte und bittet um Einlass. Nur, wenn du hartnäckig bleibst und immer wieder die gleiche Leier wiederholst: »Tut mir leid, dein Bettchen ist schon belegt!«, wird es ihm eines Tages zu mühselig werden. Und dann gibt er gibt auf.

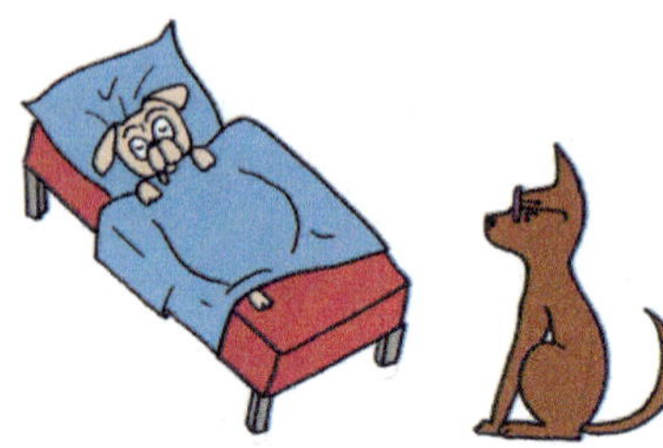

Du hast es schon gelesen, und wenn du die Aufgaben gelöst hast, wahrscheinlich selbst bemerkt: Es gibt viele Auslösereize (vor allem die inneren), die du nicht einfach so eliminieren kannst. Und somit wird es schwer werden, den mittleren Teil (die Routine, das unerwünschte Verhalten) einfach so loszuwerden. Mit ganz viel Disziplin und immenser Willensstärke kann das schon funktionieren. Unmöglich ist es nicht. Das ist aber in hohem Maß von der Persönlichkeit abhängig und natürlich von dem Craving (wie stark und mächtig ist die Belohnungserwartung).

Die meisten unerwünschten Gewohnheiten werden also nicht einfach so verschwinden. Du bist gut beraten, wenn du eine schlechte Gewohnheit durch eine gute ersetzt. Dann hast du eher Ruhe im Karton, oder anders gesagt: Ruhe in deinem inneren Haus. Der Auslösereiz kommt ganz sicher, das Verlangen ist groß, die Vorfreude ist unermesslich und dann? Gähnende Leere? Irgendeine Routine-Handlung muss her. Das Bedürfnis will befriedigt sein. Nur welche Routine kann das ersetzen, was seit Jahren oder gar Jahrzehnten ein inneres Juhu hoch zehn in dir ausgelöst hat? Das gilt es herauszufinden. Darüber solltest du dir nicht nur Gedanken machen, sondern wahrscheinlich musst du erst einmal herumexperimentieren und viel ausprobieren. Das kann in Ernährungsfragen eine echte Hürde sein.

Erinnerst du dich an Karsten? Alkoholfreies Bier schmeckt ihm nicht. Zumindest nicht besonders. Käse schmeckt nicht! Zumindest keinem Inder. Kaffee schwarz schmeckt nicht. Zumindest dachte ich das einmal. Heute gehe ich grundsätzlich ganz anders an Veränderungen heran. Ich probiere alles Mögliche aus und sage dann: Es schmeckt mir (noch) nicht. Damit bin ich bereit, dem Ganzen eine Chance zu geben. Und bei mir bekommen neue kulinarische Dinge immer drei Chancen. Ich probiere es drei Mal und dann kann ich sagen: Ist das was für mich oder nicht? Denn vielleicht lag es ja an der Zubereitungsart, oder der Koch im Restaurant war schlecht drauf. Vielleicht war nur das der Grund, warum ich das nicht so prickelnd fand. Ist mir z. B. mit Mate-Tee so ergangen. Vor allem mit der kalten Variante. Kalter Mate-Tee regt den Stoffwechsel an und hilft dabei, Kalorien effizienter zu verbrennen. Noch dazu ist Mate-Tee eine Vitaminbombe, die den Kreislauf pusht.[35] Super Sache, also her damit. Nur schmeckte der Tee irgendwie wie eingeschlafene Füße. Das kann doch nicht sein, dass ganz Südamerika das trinkt, dachte ich. Ich gebe zu, warm war der Mate-Tee erträglicher, aber auch nicht besonders lecker. Nun

---

[35] https://www.fitforfun.de/gesundheit/yerba-mate-tee-heisser-gesundheitstrend-185451.html, abgerufen am 04.02.2022

hätte ich sagen können: Das war's. Nichts für mich. Stattdessen habe ich rumexperimentiert (mit verschiedenen frischen Kräutern, Gewürzen, Zitrusfrüchten usw.) und einige leckere Varianten entdeckt. Heute freue ich mich über mein Mate-Tee-Ritual.

Und warum erzähle ich dir das? Weil ich dich ermuntern möchte, neuen Dingen wirklich eine Chance zu geben und vor allem nicht zu früh die Flinte wieder ins Korn zu werfen. Wenn du nach einer Weile feststellst, dass dir die neuen Sachen partout nicht schmecken oder dass dir das neue Verhaltensmuster doch nicht gefällt, lässt du es wieder sein. Wo ist das Problem? Und weiter zieht die Karawane. Wo ist die nächste Option, die du ausprobieren kannst? Entscheidend ist, dass du etwas findest, um die alte Routine zu ersetzen. Und solange du auf der Suche bist, ist das Verhaltensmuster schon einmal unterbrochen, oder anders gesagt: Das Bettchen ist schon belegt.

Tanja hat von mir die Aufgabe bekommen, doch mal zu überlegen, was sie außer fernzusehen noch tun könnte oder tun möchte. Es muss doch noch etwas anderes geben, womit sie ihren Feierabend einleiten kann. Zehn Ideen sollte sie finden, gerne auch vollkommen neue. Darüber hinaus sollte sie darüber nachdenken, was sie macht, wenn sie doch mal Lust hat, Fernsehen zu schauen? Wir hätten zwar sagen können: Bis die schlechte Gewohnheit verschwunden ist und sicherheitshalber noch darüber hinaus (sagen wir mal ein Jahr) gibt es kein Fernsehen mehr. Na toll, das ist so unrealistisch und von vornherein zum Scheitern verurteilt. Du weißt schon, die Sache mit dem Verzicht, die auch bei Tanja nicht klappen würde. Also stand für sie die Frage im Raum: Was mache ich, wenn ich fernsehe und eine Werbepause kommt?

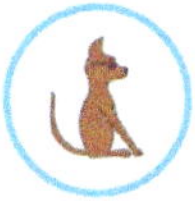

Zusammenfassung:

Das Verhalten (die Routinehandlung) sagt etwas darüber aus, ob es sich bei einer Gewohnheit um eine gute oder eine schlechte handelt. Ist sie förderlich oder hinderlich, das gewünschte Ziel zu erreichen?

Eine Routine kann nicht nur ein sichtbares, ganz bestimmtes Verhalten sein, sondern auch ein Denkmuster, das immer wieder auftritt. (Z. B.: Es wird gegessen, was auf den Tisch kommt). Schlechte Gewohnheiten loszuwerden, ist generell nicht einfach. Am besten gelingt es, wenn eine Routine gegen eine andere Routine ersetzt wird. Ein schlechtes Verhalten wird durch ein gutes Verhalten ausgetauscht. Entscheidend ist, dass es das angestrebte Ziel unterstützt.

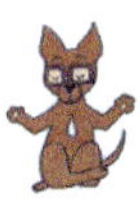

Aufgabe: »Gewohnheit wird durch Gewohnheit überwunden.« (Thomas von Kempen)

So ist es! Wir ersetzen manchmal im Leben das eine durch das andere. Etwas überwinden zu müssen, hört sich natürlich anstrengend an. Auch wenn es ein bisschen so ist – ich rede dir das am besten gar nicht erst ein. Ich spreche viel lieber von neuen Möglichkeiten und einer Abenteuerreise.

Schau mal, ich bin das beste Beispiel dafür. Ich war es gewohnt, mich abends gelegentlich berieseln zu lassen und auf der faulen Haut zu liegen. Seit sechs Monaten habe ich eine andere Gewohnheit. Welche? Schau genau hin. Ich mache es gerade: tipp, tipp … Und das Ergebnis hältst du in deinen Händen. Nun muss ich mir das wieder abgewöhnen, sonst gibt es bald das nächste Buch.

Wir können Gewohnheiten durch Gewohnheiten ersetzen. Jederzeit. Mal fällt es uns leicht, mal schwerer. Also freue dich auf die nächste Aufgabe. Du kannst bestimmen, was künftig passieren soll.

Durch welche neue Routine kannst du dein ungewünschtes Verhalten ersetzen? Was kannst du stattdessen tun, wenn der Auslösereiz kommt? Werde kreativ und finde viele verschiedene Optionen, die du ausprobieren möchtest.

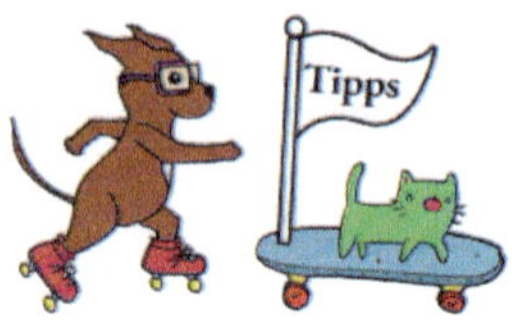

Lass dich doch gerne von Karstens Ideenreichtum inspirieren. So hat er diese Aufgabe in Bezug auf sein Beispiel (keine Bierdosen mehr von der Tankstelle) gelöst:

Abenteuer Heimweg

- Karsten hat verschiedene neue Heimwegoptionen ausprobiert und, wie toll, ganz nebenbei seine Umgebung besser erkundet. Siehe da, er hat sogar einen neuen Lieblingsladen entdeckt, in dem es coole Klamotten gibt, und eine Reinigung, die nun direkt auf dem Weg liegt.
- Wie wäre es, wenn ich mal mein altes Fahrrad aus dem Keller hole, dachte sich Karsten. Wird ja auch Zeit, bevor es komplett einstaubt. Fahrradfahren könnte doch auch eine Option sein, wenn die Wetterprognosen gut sind.
- E-Scooter, hey, warum nicht auch das mal ausprobieren? Jetzt ist eine gute Gelegenheit dafür.

Verändere die äußeren Bedingungen so, dass es schwer wird, die alte Gewohnheit zu leben.

Erinnere mich!

- Um ja nicht zu vergessen, dass es eine neue Route gibt, hat Karsten sich immer wieder neue Reminder einfallen lassen. Da hat er sich so richtig ausgetobt, das hat ihm sogar unglaublich viel Spaß gemacht:

  Karsten hat sich einen furchtbar kitschigen, pinkfarbenen Schlüsselanhänger an den Autoschlüssel gemacht.

  An seinem PC heftete er immer wieder neue Post-its mit witzigen, motivierenden Schlagwörtern.

  Dreifach hält besser, also einfach mal eine Handy-Benachrichtigung eingerichtet.

Verändere die äußeren Bedingungen so, dass es leicht wird, die neue Gewohnheit zu leben.

Alternative Getränke

- Vielleicht schmeckt das ja? Alkoholfreies Bier, außergewöhnliche Teesorten in coolen Trinkgefäßen – ich probiere wild aus.

Suche Alternativen und gib ihnen eine Chance (Geschmack ist veränderbar).

Neue Belohnungsrituale

- Wenn es mal besonders stressig im Büro war, unternehme ich einen kleinen zehnminütigen Entspannungsspaziergang (bevor es nach Hause geht) mit oder ohne Musik, einem Podcast, einem Hörbuch – die Zeit nehme ich mir gerne, und darauf freue ich mich sehr.

- Immer freitags eine Entspannungsmassage – das gönne ich mir, und die Termine buche ich fest im Voraus.

Überlege, womit du Dich belohnen kannst bzw. was an der Veränderung besonders lukrativ sein könnte.

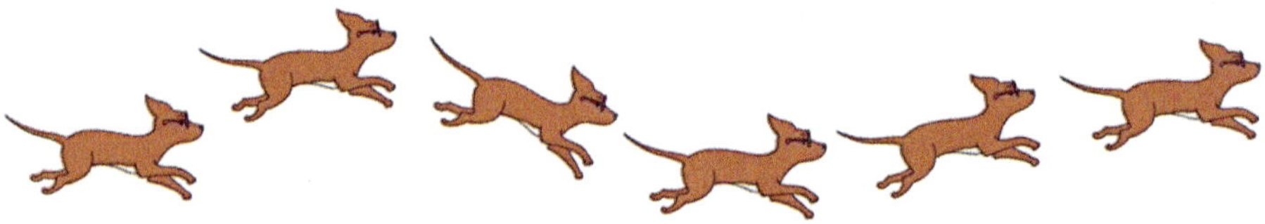

Ab wann bin ich safe? – Wann neue Gewohnheiten etabliert sind

»Das wird cool. Ich habe richtig Lust darauf. Das ist Struktur mit Abenteuer. Immer das Gleiche? Nein, das wäre nichts für mich. Ich wundere mich, dass ich nicht selbst auf den Trichter gekommen bin. Langeweile – genau das war also mein Problem. Wie interessant, ich habe so viel über mich erfahren. Einiges war mir neu, anderes war im Dornröschenschlaf. Ab wann bin ich eigentlich safe?«

Keine Ahnung. Ich kann nur eine Schnapszahl in den Raum werfen. Rechne doch mal. Wenn du ab morgen deinen Plan umsetzt, welches Datum haben wir dann in 66 Tagen?

Kehren wir zurück zu Tanja. Du hast sie bestimmt schon genauso vermisst wie ich und fragst dich: Was ist eigentlich aus der Knuspermaus geworden? Sitzt sie noch immer vor dem Fernseher und wartet nur auf die nächste Werbepause, um dann – wie von der Tarantel gestochen – aufzuspringen? Ran an die Schränke: Es wird geplündert, was das Zeug hält. Und jedes Mal findet sie etwas Neues, das sie mit auf die Couch nehmen kann. Hier knabbern und da knabbern, Hauptsache Beschäftigung. Hauptsache es knistert, knackt und raschelt in den Tüten und zwischen den Zähnen.

Auch Tanja war fleißig und hat ihre Hausaufgaben gemacht. Sie hat viele Optionen gefunden, und sie hat ausprobiert und getestet, was das Zeug hält. Und es hat sich gelohnt. Erinnern wir uns noch einmal an Tanjas alte Gewohnheit, die täglich mit dem Feierabend begann:

1. Langeweile + Einsamkeit → Fernsehen → Werbepause → **2. Naschen** → **3. Beschäftigung**

Und nun werfen wir mal einen Blick darauf, welche neuen Routinen Tanja entwickeln möchte:

- Sie hat den Fernseher aus ihrem Blickfeld genommen und vom Wohnzimmer ins Gästezimmer gestellt.

- Sie hat Spaß daran entwickelt, kalorienbewusste Knabbereien und Süßigkeiten (low carb und Keto) selbst zu machen.

- Zweimal pro Woche nimmt sie direkt nach der Arbeit an einem Online-Sportprogramm teil.

- Einmal pro Woche ist sie direkt nach der Arbeit zum Online-Stammtisch verabredet (der alternativ auch mal live stattfindet).

- Wenn sie an den restlichen zwei Tagen Lust hat fernzusehen, macht sie das. Allerdings hat sie ein neues »Beschäftigungsritual« gefunden: In den Werbepausen schaut sie im Internet nach neuen Rezeptideen für ihre gesunden Knabbersnacks.

Natürlich hat auch sie ein paar Trigger gesetzt, damit sichergestellt ist, dass die neuen Routinen reibungslos eingeleitet werden.

Eine neue Routine ist immer wie ein kleines, neues Leben. Und gut Ding braucht Weile. Im Express-Tempo geht das in der Regel nicht. Es kommt immer darauf an. Mag sein, dass Tanja eine von der schnellen Sorte ist. Kann aber auch sein, dass es etwas länger dauert. Entscheidend ist, dass sie ihre neuen Handlungsmuster nun wiederholt. Immer wieder und immer wieder.

Ab wann bin ich safe, hat Tanja gefragt. Was sie damit meint ist, ab wann das neue Verhalten das alte ersetzt hat. Wann ist aus ihrer schlechten Gewohnheit endgültig eine gute Gewohnheit geworden? Im Schnitt dauert das laut einer Studie der britischen Psychologin Phillippa Laley 66 Tage.[36] Festnageln kann man den Erfolg auf diesen Zeitraum aber nicht. Da kann es erhebliche Schwankungen geben und, ja, auch Rückschläge. Verschiedene Faktoren spielen dabei eine Rolle. Ich sehe Tanja

---

[36] https://so-gesund.com/66-tage-gewohnheit/, abgerufen am 30.01.2022

auf jeden Fall in einer Pole Position. Denn ihre schlechte Gewohnheit ist noch nicht so lange da.

Karsten hat es da deutlich schwieriger. Er lebt schon seit vielen Jahren mit seinem ungebetenen Dauergast. Das muss aber noch gar nichts heißen. Wenn er ordentlich Gas gibt und einen unbändigen Siegeswillen an den Tag legt, ist er nach einigen Runden vorne mit dabei. Ist der Preis, den er gewinnen kann, aus seiner Sicht der Knaller, wird er fokussiert bleiben und jede Kurve meistern. Bis er das Rennen gewonnen hat. Sein ganz persönliches natürlich.

Es ist also auch eine Frage der individuellen Einstellung. Und natürlich der guten Vorbereitung auf so ein Rennen. Jetzt weißt du, warum wir uns so intensiv mit dem Thema Gewohnheiten beschäftigen. Es ist nicht nur das Rennen selbst. So wie im Leistungssport spielt die mentale Vorbereitung eine große Rolle. Nicht selten entscheidet sie über Sieg oder Niederlage. Und natürlich bist du schon längst dabei. Seit der ersten Zeile. Das, was wir hier machen, ist zu einem großen Teil mentale Vorbereitung. Und ein bisschen Probefahren. Aber nicht mehr lange, dann stehst auch du am Start.

Hörst du schon die Motoren heulen?

Zusammenfassung:

Nur durch ständige Wiederholung kann die neue Gewohnheit die alte ersetzen. Im Schnitt dauert es rund 66 Tage, bis die neue Gewohnheit voll integriert ist und wieder als Autopilot selbständig und unbewusst abläuft. Es kann aber auch deutlich kürzer oder länger dauern.

Abhängig ist das von verschiedenen Faktoren. Zum einen davon, wie lange die Gewohnheit schon besteht oder ob es sich um eine einfache oder schwierige Gewohnheit handelt. Zum anderen ist es auch eine Frage von individuellen

Persönlichkeitsmerkmalen wie z. B. Motivationsfähigkeit, Willenskraft und Veränderungsbereitschaft. Nicht zuletzt spielt auch eine Rolle, wie lukrativ das Ziel ist, welche Belohnungsmechanismen angesetzt werden und vieles andere mehr.

Fassen wir auch noch einmal zusammen, was bis hierher alles schon geschehen ist:

Du hast deine Ernährungsgewohnheiten analysiert. Du hast dich für ein unerwünschtes Verhalten entschieden, das du ändern möchtest. Du weißt ganz genau, wann, warum und wie es dazu kommt und wie dein Verhalten im Detail abläuft. Du hast verschiedene neue Verhaltensoptionen erarbeitet und bist bereit, mit der Veränderung loszulegen. Du weißt, dass ständiges Wiederholen nötig ist, damit die neue Ernährungsgewohnheit die alte ablösen kann. Du hast zusätzlich dafür gesorgt, dass du an dein neues Verhalten erinnert wirst.

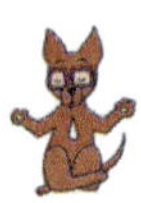

Aufgabe: »Zum zehnten Mal wiederholt, wird es gefallen.« (Horaz)

Oh, wie motivierend. Diesen Schwung des berühmten Dichters und Philosophen nehmen wir doch gleich mit in die nächste Aufgabe. Wenn es nach zehn Mal schon gefällt, sind die restlichen 56 Mal nur halb so schwer. Ja, das ist die richtige Einstellung. Komm, »lass uns ins Gelingen verliebt sein«. Oha, jetzt redet Ernst Bloch auch noch ein Wörtchen mit. Du siehst, ich arbeite mit allen Tricks, um deine Motivation hochzuhalten. Lade extra berühmte Persönlichkeiten aus den unterschiedlichsten Epochen ein. Da gibt es ja bald was zu feiern: eine neue Gewohnheit. Wann geht's los? Wie lange müssen wir noch warten, bis die Party steigen kann?

Lege nun einen zeitlichen Rahmen fest. Wann startest du mit der Veränderung, und wie überprüfst du, ob du auf dem richtigen Weg bist? Wann finden Erfolgskontrollen statt?

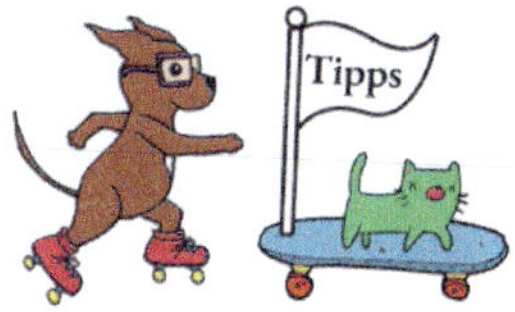

- Wenn du ganz genau weißt, welche Routine du »ersetzen« möchtest, wähle einen längeren Zeitraum (z. B. 10 Wochen = 66 Tage plus 4).

- Wenn du verschiedene Optionen ausprobieren möchtest, kann der Zeitraum auch kürzer gewählt werden (z. B. 2 oder 4 Wochen). Entscheidend hierbei ist, dass du das alte Muster durchbrichst, bis du den Weg gefunden hast, der am besten zu dir passt.

- Lege Startpunkt und Ende genau fest. Wenn etwas überschaubar ist, kann dir das helfen, dein Durchhaltevermögen hochzuhalten.

- Mach einen wöchentlichen Check-up und schau, wo du stehst.

- Führe eine Erfolgsliste, damit du siehst, wie oft es schon mit den Veränderungen geklappt hat.

- Feiere immer deine Erfolge, auch die klitzekleinen.

Wenn das Wörtchen »Wenn« nicht wäre – Wie du Gewohnheiten sichern kannst

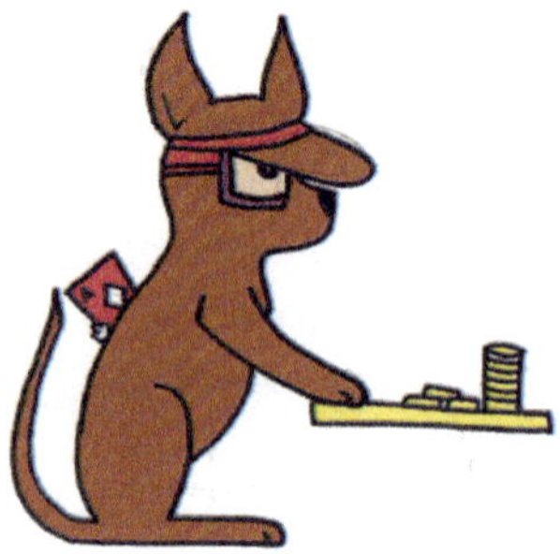

»Was mache ich, wenn nicht alles so klappt, wie ich es mir vorgenommen habe? Könnte ja sein, dass ich mal willensschwach werde. Ich meine noch nicht einmal unbewusst, sondern ganz bewusst. Vielleicht habe ich mal einen Gieper und will mir etwas zum Knuspern gönnen.« Unbedingt! Das rate ich dir sogar. Du weißt doch, wie ich zu gelegentlichem Genuss stehe. Entscheidend aber ist, dass du die Kontrolle und den Überblick behältst. Was machst du also, wenn nicht alles klappt, wie du es dir vorgenommen hast? Du hast auf jeden Fall einen Plan. Du hast ein Ass im Ärmel. Oder einen Joker.

Was machst du, wenn deine neue Gewohnheit zu kippen droht, bevor sie etabliert ist und automatisch abläuft? Das kann schneller passieren, als du denkst. Und du merkst es sogar, dass es jetzt brenzlig wird. Es fällt dir aus irgendwelchen Gründen schwer, zu widerstehen oder das umzusetzen, was du dir vorgenommen hast. Ich bin mir sogar ziemlich sicher, dass das passieren wird. Das ist auch total menschlich. Darauf vorbereitet zu sein ist das Beste, was du tun kannst. Meinen Klienten empfehle ich immer, sich mit solchen Worst-Case-Szenarien im Voraus auseinanderzusetzen. Was kann passieren und vor allem, wie kann ich darauf reagieren? Was mache ich z. B., wenn ich eingeladen bin, und es gibt Kuchen? Was mache ich, wenn mich die Lust auf Chips doch überkommt? Was mache ich, wenn ich noch immer Appetit habe? Eine sehr erfolgreiche Methode sind »Wenn-Dann Pläne«[37]. Sie kommen aus

[37] https://kops.uni-konstanz.de/bitstream/handle/123456789/17196/Faude-Koivisto_171968.pdf

der Motivationspsychologie, und du kannst sie auf zweierlei Arten für dein Abnehmziel nutzen. Einmal, um neue Gewohnheiten zu entwickeln (darauf gehe ich am Ende noch einmal ein), oder wenn du eine schlechte Gewohnheit loswerden möchtest. Diese Verhaltensplanung beschreibt Matthias Hammer sehr ausführlich und mit vielen Beispielen in seinem Buch »Micro Habits« (S. 126-129).

Ich kombiniere das gerne mit einer weiteren Methode, die ich die Joker-Strategie genannt habe. Für den Fall der Fälle – und wenn es (aus welchen Gründen auch immer) gar nicht anders geht – schlage ich meinen Klienten vor, mit einem Joker zu arbeiten. Das können auch mal bis zu drei Joker (mehr aber nicht) sein. Abhängig ist das auch davon, ob es mehrere und verschiedene Dinge gibt, die verändert werden sollen. In der Regel frage ich meine Klienten auch, wie viele Joker sie denn ihrer Meinung nach benötigen.

Wenn es dann trotz aller guten Vorsätze und Wenn-Dann-Pläne mal schwierig werden sollte, kann ein Joker gezogen werden. Klingt doch schon irgendwie beruhigender. Ich kann dir jedenfalls sagen, dass das mit dem Joker super funktioniert. Damit ist das »Ich darf nicht!« aus dem Kopf. Nicht selten habe ich es erlebt, dass dann sogar das Gegenteil eingetreten ist. Klienten haben mir stolz erzählt, dass sie den Joker gar nicht gebraucht haben (oder zumindest nicht alle Joker).

Und was hat Tanja für den wahrscheinlichen Fall entwickelt, dass sie gelegentlich doch vor dem Fernseher landet? Wie will sie verhindern, dass die alte Gewohnheit (unkontrolliertes Naschen ungesunder Sachen in zu großen Mengen) wieder aufkommt?

Wenn Tanja an den nicht verplanten zwei Abenden doch vor dem Fernseher sitzt, hat sie vorher schon einen Plan bzw. Optionen entwickelt. Erinnerst du dich?

Wenn Tanja Lust hat fernzusehen und die Werbepause kommt, *dann* nutzt Tanja die Zeit, um nach neuen Low-Carb-Rezepten zu stöbern. *Wenn* Tanja am Montag in den Feierabend geht, *dann* bereitet sie die Naschalternativen für die Woche vor.

Wenn im Laufe der Woche ein Naschgelüst kommt, *dann* putzt Tanja sich als erstes die Zähne. Ist das Bedürfnis immer noch da, *dann* trinkt sie ein Glas Wasser mit Kohlensäure und wartet zehn Minuten. *Wenn* das nichts hilft und sich ihre Gedanken nur um die Süßigkeiten drehen, *dann* sind die zuckerfreien, kalorienarmen Naschalternativen ihre erste Wahl. *Wenn* es ein paar gesunde Pistazien oder andere Nüsse sein sollen, *dann* hat sie diese vorher schon in kleinen Behältern rationiert. *Wenn* sie eine weitere Portion essen möchte, *dann* müsste sie einen Joker ziehen. Einen von zwei Wochenjokern. *Wenn* Tanja sich mit ihren Freundinnen trifft, *dann* rechnet sie von vornherein damit, dass sie evtl. einen Joker einsetzen muss. Denn sie möchte in Gesellschaft nicht verzichten und ganz bewusst etwas genießen.

Zusammenfassung:

Um die neue Verhaltensroutine zu sichern, ist es wichtig, sich auch mit Worst-Case-Szenarien auseinanderzusetzen. Wie verhalte ich mich, wenn ich in alte Muster zurückzufallen drohe? Eine Verhaltensplanung mit der Wenn-Dann-Regel ist eine gute Methode, um auf solche Schwierigkeiten vorbereitet zu sein.[38] Bei Veränderungsprozessen im Ernährungsbereich kann man mit Bedürfnissen konfrontiert werden, die sich nicht auf null setzen lassen. So ist es z. B. ein unrealistisches Vorhaben, »nie wieder etwas Süßes« essen zu wollen. Hier bietet es sich an, zusätzlich zu den Wenn-Dann-Plänen mit Ausnahmeoptionen (z. B. Jokern) zu arbeiten. Diese sollten streng limitiert und damit kontrollierbar sein. Entscheidend ist letztendlich, dass das alte Verhaltensmuster immer wieder unterbrochen wird und die neue Routine sich mehr und mehr festigen kann.

[38] Matthias Hammer, Micro Habits, S.128, 139, MVG Verlag, 1. Auflage 2019

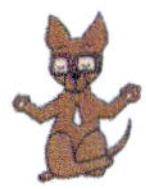

Aufgabe: »Gute Gewohnheiten sind es wert, sich leidenschaftlich für sie einzusetzen.« (Wayne Dyer)

Und deswegen lassen wir uns durch Schwierigkeiten nicht aus der Bahn werfen. Sicher ist: Sie werden kommen. Es läuft doch nie alles nach Plan und schon gar nicht glatt. Ganz egal, was du dir vornimmst. Weißt du, was den Unterschied macht? Wenn du von vornherein darauf eingestellt bist. Dann bist du auch nicht überrascht, wenn der Wind mal von vorne bläst. Und vor allem fällst du nicht gleich um. Du bist gut vorbereitet und weißt, was du tun kannst, um dem Gegenwind zu trotzen.

Du bist dran! Du darfst jetzt Wenn-Dann-Pläne entwickeln. Was machst du, wenn deine neue Routine ins Wanken gerät? Was willst du konkret unternehmen, wenn Schwierigkeiten auftreten? Und natürlich nicht vergessen: Wie viele Joker möchtest du pro Woche einsetzen?

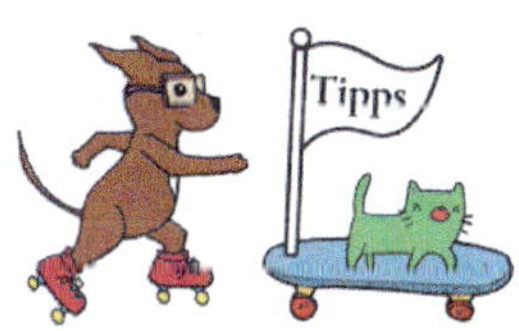

- Schreibe deine Ideen in das Gewohnheitstagebuch. Und formuliere aus ihnen deine Wenn-Dann-Optionen für mögliche Worst-Case-Szenarien. Gut funktionieren Verhaltenspläne, die

    1. für Ablenkung sorgen können (z. B. wenn ich Appetit auf einen Nachschlag habe, dann errechne ich die Kilokalorien dieser Mahlzeit mit einer App). Nicht selten vergeht dann auch bei dem Ergebnis die Lust auf eine weitere Portion.

2. eine Konsequenz nach sich ziehen (wenn ich einen Nachschlag möchte, weil es mir zu gut schmeckt, dann muss die nächste Mahlzeit ein Volumetrics-Gericht sein, das heißt, mit Lebensmitteln, die viel Volumen aber wenig Kalorien haben).

3. einen anderen positiven Effekt versprechen (wenn ich einen Nachschlag möchte, weil es mir zu gut schmeckt, dann stelle ich mir vor, wie ich morgen noch einmal in den Genuss kommen darf. Noch dazu spare ich Zeit, weil ich nichts Neues zubereiten muss. Ich reserviere also die Reste für eine weitere Mahlzeit.)

- Verinnerliche deine Ergebnisse, stelle dir die Situationen gedanklich vor. Stell dir genau vor, wie du alles gut meistern wirst. Trainiere wieder mental. Mache ein sogenanntes Vorstellungstraining. So, wie das auch viele Leistungssportler machen. Ein Formel-1-Fahrer z. B. kennt die Strecke, die er fahren muss, ganz genau. Vor allem die gefährlichen Abschnitte. Und er geht sie, bevor er ins Rennen geht, immer wieder gedanklich durch. Er visualisiert das ganze Rennen. Er weiß genau, was zu tun ist, wenn es z. B. unerwartet regnet. Auf alles ist er vorbereitet. Und wenn du dich auch immer wieder mental gut vorbereitest, hast du viel bessere Aussichten auf ein erfolgreiches Rennen.

Der Preis ist heiß – Warum Belohnungen so wichtig sind

»Wenn ich mein Ziel erreicht habe, gönne ich mir etwas ganz Großes.« Oh, ich bin gespannt, Tanja. Was soll es sein? »Ich reise nach Hawaii. Da wollte ich schon immer hin. Und ich finde, das ist ein guter Anreiz, um für meinen Erfolg etwas zu tun.« Das ist eine prima Idee. Eine bessere Belohnung kann es gar nicht geben. Wann möchtest du nach Hawaii reisen? »In sechs Monaten, im Herbst.« Fantastisch. Jetzt müssen wir nur noch für die kleinen Leckerli sorgen, damit du bist dahin nicht verhungerst.

Warum tun wir eigentlich das, was wir tun? Was treibt unser Verhalten an? Im Wesentlichen sind es zwei Dinge: Entweder wir wollen einer Bestrafung entgehen (etwas vermeiden), oder wir erhoffen uns eine Belohnung. Dreimal darfst du raten, was stärker wirkt.

Und weißt du, wann eine Belohnung am stärksten wirkt? Wenn sie unmittelbar und sofort kommt. Unser Gehirn ist ständig auf der Suche nach Befriedigung. Das ist die Krux an der Sache mit dem Abnehmen. Das positive Ergebnis (die ultimative Belohnung) liegt in weiter Ferne. Natürlich freust du dich auf den Moment, wenn die Pfunde geschmolzen sind. Aber dazwischen liegt so viel Arbeit. Du wirst eben nicht sofort mit einem schlanken Antlitz belohnt, wenn du heute einen Salat isst. Aber mit einem sofortigen Glücksgefühl, wenn ein Stück Schokolade nach dem anderen an deinem Gaumen schmilzt.

Aus diesem Grund empfehle ich dir, auch mit kleinen Belohnungsanreizen zu arbeiten. Und zwar täglich. Nein, nicht ein Leben lang. Vielleicht 66 Tage? Auf jeden Fall so lange, bis du deine Gewohnheit in trockene Tücher gebracht hast. Ich habe, als ich mich mit diesem Thema (Belohnungen) befasst habe, eine kleine Umfrage in meiner Social-Media-Community gestartet: »Womit belohnst du dich im Alltag?«, war meine Frage. Zwei Dinge haben mich überrascht, und mit einer Sache habe ich fest gerechnet. Am allermeisten erstaunt war ich darüber, dass sich manche gar nicht belohnen oder der Meinung sind, dass sie das nicht bräuchten. Sehr erfreut war ich darüber, dass es doch viele gab, die sich mit wirklich kleinen Dingen eine Freude bereiten. Und interessant, wie unterschiedlich die einzelnen Belohnungen doch sein können. Und womit habe ich fest gerechnet? Na, rate mal. Klar gibt es doch auch den einen oder die andere, die sich mit Kaloriensünden belohnt. Das darfst du aber an dieser Stelle wieder vergessen. Bzw. haben wir einen ganz anderen Namen dafür. Das sind unsere Joker. Natürlich fungieren sie in gewisser Weise auch als »Belohnung«, aber das ist nicht gleichbedeutend mit dem, was an dieser Stelle gemeint ist.

Deine Belohnungen für dein Verhalten sollen in erster Linie auf dein Ziel-Konto einzahlen. Gerne – wie gesagt – mit kleinen Beträgen. Das müssen wirklich keine großen Dinge sein. Etwas, das dir ein Lächeln ins Gesicht zaubert. Das deinen Erfolg noch einmal Revue passieren lässt. Du wirst ein Gefühl dafür entwickeln, was das sein kann. Am Ende kann ruhig das große Ding stehen. Also etwas, das dich schon bei dem Gedanken daran in eine helle Vorfreude versetzt. So wie bei Tanja die Hawaii-Reise.

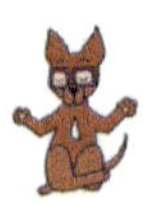

Aufgabe: »Säe einen Gedanken und du erntest eine Tat. Säe eine Tat und du erntest eine Gewohnheit.« (Deutsches Sprichwort)

Schau dir das an. Das ganze Buch in zwei Sätzen. Das ist es doch im Prinzip, was wir bis jetzt gemacht haben. Gut, bis deine neue Gewohnheit etabliert ist, dauert es noch ein bisschen. Aber ich bin da ganz zuversichtlich. Erst recht, wenn du nun noch dafür sorgst, dass du dir zwischendurch auch immer mal wieder ordentlich auf die Schulter klopfst. Du hast es sowas von verdient.

Womit könntest du dich also täglich, wöchentlich und am Ende deiner Reise belohnen? Denke an kleine Dinge und auch an größere Dinge. Denke an alle möglichen Dinge. Ich weiß, dass es dir nicht schwerfallen, sondern Spaß machen wird. Tob dich ruhig richtig aus.

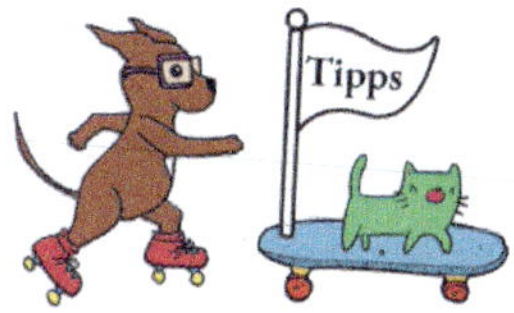

- Häufig sind nur die Dinge, die nicht gut laufen, sehr präsent. Schreib doch mal am Ende eines Tages all das auf, was gut gelaufen ist. Du wirst dich wundern, wie viel da zusammenkommt. Rücke das Positive in deinen Fokus, und beachte aber auch das Negative. Nur gib ihm nicht den Platz in der ersten Reihe. Deswegen empfehle ich dir: 1. die Dinge, die du gut gemacht hast, täglich zu erfassen und 2. das, was du verbessern kannst, am Ende einer Woche zu resümieren.

- Kehre dein Belohnungssystem (alte Muster) um: Wenn du dich vielleicht früher belohnt hast, wenn etwas schiefgelaufen ist (z. B. Frustnaschen), machst du es jetzt, wenn, etwas gut gelaufen ist. Wie wäre es mit etwas besonders Delikatem in einer guten Qualität aus dem Foodbereich?

- Was bereitet dir Freude im Alltag? Ein schöner Strauß Blumen, ein Bad, Essen gehen, eine Kleinigkeit shoppen …

- Was gönnst du dir zu wenig? Eine Massage, Zeit für dich, Zeit zum Lesen und Stöbern, Kulturelles, kleine Ausflüge, Treffen mit Freunden …

- Welche Tätigkeiten sind angenehm für dich? Schreiben, Relaxen, deinem Hobby nachgehen, Sauna, Träumen, eine kleine Auszeit …

- Was wolltest du schon immer machen? Meditation, ein neues Restaurant ausprobieren, einen bestimmten Kurs besuchen …

- Denke auch an Anerkennung und Lob von außen. Bitte deinen Partner, deine Familie um Feedback, und beziehe sie gerne in Belohnungen ein. Schließlich unterstützen sie dein Vorhaben. Geteilte Freude ist doppelte Freude, und gemeinsam etwas Schönes zu machen, kann zusätzlich sehr motivierend sein.

Das Dominoprinzip – Wie eine gute Gewohnheit zur nächsten führen kann

Gute Nachrichten warten auf dich, und hier kommt die erste: Eine vollkommen neue Gewohnheit zu schaffen ist einfacher, als eine schlechte loszuwerden. Das, was du in den vorangegangenen Kapiteln gelesen hast, war nämlich schon die Königsdisziplin. Juhu!

Ich will nicht behaupten, dass es ein Kinderspiel ist, neue Gewohnheiten zu bilden. Aber da du jetzt schon ein wenig Übung hast, wird es dir leichter fallen. Noch dazu motiviert Neues und Positives mehr. Es ist anstrengender und kraftaufwendiger, gegen ein negatives Verhalten anzukämpfen.

Was du tun musst, um eine neue Gewohnheit zu schaffen, weißt du ja bereits:

Auslösereiz – Routine – Belohnung. Nicht vergessen: Was treibt dich im besonderen Maße an (Belohnungserwartung)? Setze Trigger für den Auslösereiz und lege fest, wann was genau stattfinden soll. Sichere deine Gewohnheit ab mit Wenn-Dann-Plänen, und sorge für kleine Belohnungsanreize. Warte geduldig und bleibe fokussiert, bis alles automatisch läuft. Bis es so weit ist, verlierst du deine Gewohnheit nicht aus den Augen, sondern kontrollierst, reflektierst und bewertest deine Erfolge. Und wenn nötig, nimmst du kleine Korrekturen vor. Das war jetzt im Schnelldurchlauf eine kleine Zusammenfassung.

Und hier kommt die zweite gute Nachricht: Ein positives neues Verhalten führt häufig zu weiteren neuen positiven Verhaltensmustern. Ähnlich wie bei einem Dominospiel. Fällt ein Stein, fällt der nächste. Sport hat zum Beispiel oft diese Wirkung. Aus diesem Grund empfehle ich auch immer, eine oder mehrere vollkommen neue Bewegungsgewohnheiten zu schaffen, und wenn sie auch noch so klein sind. Ich selbst stelle fest, dass meine Sporttage mit meinen besten Ernährungsgewohnheiten einhergehen. Sport kann eine sogenannte Schlüsselgewohnheit sein. Das sind Gewohnheiten, die in der Regel weitreichende Veränderungen auslösen und die Entstehung eines positiven Verhaltens fördern.[39]

Wer Sport treibt und sich bewegt, entwickelt häufig mehr Lust auf gesunde Ernährung (und umgekehrt). Ich nasche z. B. nicht an Sporttagen, trinke keinen Alkohol, achte auf eine proteinreiche Ernährung und auch darauf, mich mit allem zu versorgen, was dem Körper durch das Schwitzen entzogen wurde. All meinen Klienten empfehle ich, genauso zu handeln. »Du hast zwei Sporttage in der Woche. Prima. Dann mach an diesen Tagen schon einmal alles richtig mit der Ernährung. Keine Süßigkeiten, keine Löschblätter, schick Mephisto einfach mal in die Wüste. Du wirst dich fantastisch fühlen. Und willst dann hoffentlich mehr davon.«

Es lohnt sich also, parallel eine oder zwei gute Gewohnheiten zu schaffen. Und idealerweise haben sie etwas mit körperlicher Aktivität zu tun. Die Bandbreite ist groß und vor allem machbar, wie du ja jetzt weißt. Da ist auch etwas für dich dabei.

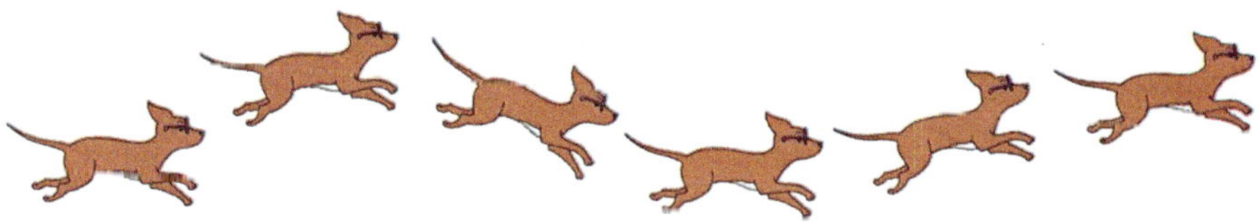

[39] Charles Duhigg, Die Macht der Gewohnheiten, Berlin Verlag, 3. Auflage 2013, S. 144

Gewinner erkennt man am Start

Gewinner sind immer gut vorbereitet. Sie überlassen die wichtigen Dinge nicht dem Zufall.

Natürlich haben sie fleißig trainiert. Nicht nach dem Lust- und Laune-Prinzip, sondern strukturiert und mit System. Step by step haben sie sich in Höchstform gebracht. Auch mental. Sie sind in Gedanken tausendmal durchgegangen, was zu tun ist, um erfolgreich zu sein. Kommt Unvorhergesehenes, sind sie nicht überrascht. Sie sind darauf eingestellt und wissen, was zu tun ist. Ihnen ist bewusst, dass sie mit Widerständen rechnen müssen. Davon lassen sie sich nicht beeindrucken, denn sie sehen ihr Ziel immer vor Augen. Sie können es spüren und sich vorstellen, wie es sein wird, über die Ziellinie zu laufen. Gewinner erkennt man oft schon am Start. Ich spreche gerade nicht von Spitzensportlern. Weißt du, von wem ich spreche? Von dir.

Yeah, du stehst nun also in den Startlöchern. Glaube mir, ich bin auch ganz aufgeregt. Ich bin stolz auf dich, dass du bis hierher gekommen bist. Und du kannst es auch sein. Besser vorbereitet kannst du nicht starten. Natürlich hast du das eigentliche Rennen noch vor dir. Es ist, wenn du so willst, nämlich ein Marathon und kein Sprint. Das hast du aber längst geschnallt, oder? Alles, was wir auf den letzten Seiten gemacht haben, was vor allem du gemacht hast, war ein perfektes Training. Und da du fleißig alle Stationen absolviert hast, kröne ich dich jetzt und hiermit zum Trainingsweltmeister oder zur Trainingsweltmeisterin. Das war wirklich fantastisch. Mir und Toni hat es total viel Spaß gemacht, dich zu begleiten. Deswegen lassen wir dich auch nicht aus den Zeilen, ohne dich noch einmal kräftig anzufeuern: Bleib dran und bringe dein Rennen erfolgreich zu Ende. Du schaffst das! Du hast alles, was du dazu brauchst. All das und noch viel mehr steckt in dir!

Jetzt wollte ich mich schon von dir verabschieden, aber Toni bellt mich gerade an. Ich soll bloß nicht vergessen, dass wir uns noch etwas Besonderes ausgedacht haben. Für all diejenigen, die jetzt vielleicht traurig sind und sagen: »Schade, dass wir schon am Ende des Buches angekommen sind.« Wenn du magst, kann es für dich weitergehen. Gemeinsam macht es nicht nur mehr Spaß, es ist in der Regel auch leichter, am Ball zu bleiben. Ich habe eine kostenlose Facebook-Gruppe erstellt. Du findest sie leicht. Unter welchem Namen?

Wie könnte er anders lauten: Gemütlichkeitspfunde ade. Einfach mit dem Zugangscode 2904 klingeln, und rate mal, wer dann an die Tür gesaust kommt? Unser kleiner Motivationskläffer Toni natürlich. Und der Quälgeist öffnet sie dir. Wir freuen uns, wenn du ein Teil der Community sein möchtest. Sie ist genau das Richtige für dich, wenn du dir einen Motivationsschub über das Buch hinaus wünschst. Und für dich, wenn du dich freuen würdest, noch weitere Tipps zu bekommen. Vor allem für dich, wenn du auch mal konkrete Fragen stellen möchtest und dich der Austausch mit Gleichgesinnten anspornt. Und insbesondere für dich, wenn du möchtest, dass du weiterhin in der Spur bleibst.

Natürlich kannst du deinen Weg auch alleine bewältigen. Das traue ich dir voll zu.

Ich hoffe, dass du viel mitnehmen konntest und am Ende dieser Zeilen sagst: Es hat auch Spaß gemacht, sich mit dem Thema Abnehmen auf diese Art und Weise zu beschäftigen. Ich habe Lust darauf, diesen neuen Weg zu gehen.

Hach, und nun ist er da, der Moment des Abschiednehmens. Ich sage dir, es ist nicht einfach. Ich verdrücke gerade ein Tränchen. Schließlich ist es mein erstes Buch. Und es ist mir ans Herz gewachsen. Du, als Leser bist mir ans Herz gewachsen. Und auch Toni ist mir ans Herz gewachsen. Na klar. Aber neben dem weinenden Auge (ich konnte es nicht verhindern) gibt es auch ein lachendes Auge: Es ist vollbracht. Hurra! Und genauso wünsche ich dir, dass du auch bald sagen kannst: Es ist vollbracht. Hurra! Gemütlichkeitspfunde ade!

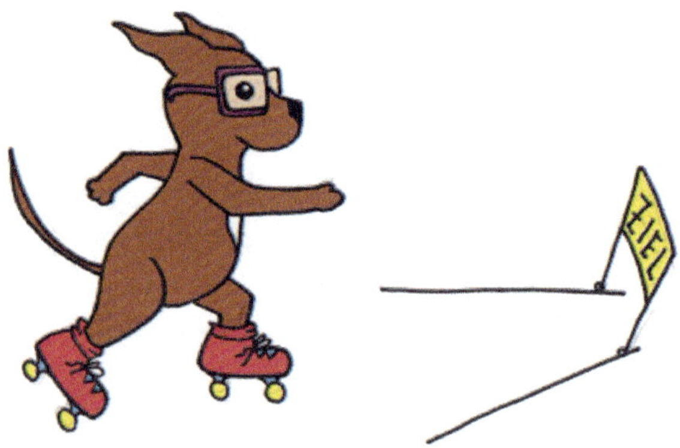
ZIEL

Glossar

Dopamin

Umgangssprachlich das Glückshormon, das bei Belohnung ausgeschüttet wird und für Glücksgefühle sorgt.

Einfache Kohlenhydrate

Kurzkettige Kohlenhydrate, die den Blutzuckerspiegel rasant in die Höhe schießen und schnell wieder abfallen lassen. Enthalten sind sie in Weißmehlprodukten, Süßigkeiten, Softdrinks, vielen Obstsorten, Alkohol usw. Die meisten enthalten keinerlei Nährstoffe und werden auch als Leerkalorien bezeichnet. Sie machen nicht lange satt und führen zu Heißhungerattacken.

Energiebilanz

Das Verhältnis von Energieaufnahme (durch Ernährung) zum Energieverbrauch (Grundumsatz plus Leistungsumsatz)

Energiedichte

Wie viel Energie (in kcal oder kJ) enthält ein Lebensmittel pro Gewichtseinheit (in der Regel pro 100 g)?

Foodie

Eine Person, die sich in besonderem Maße für das Essen und seine Zubereitung interessiert und diese Leidenschaft zu ihrem Hobby macht. Ein Feinschmecker und Fan von allem, was gut, hochwertig und authentisch ist. Ein Foodie ist somit ein Food-Liebhaber, aber kein Profi.

Grundumsatz

Energiemenge, die der Körper innerhalb eines Tages zur Aufrechterhaltung aller lebenswichtigen Funktionen benötigt.

Intervallfasten

Eine Methode, bei der durch stunden- oder tageweises Fasten auf Nahrung verzichtet wird. Die bekanntesten Formen sind die 5:2 Methode (5 Tage Nahrungszufuhr, 2 Tage fasten) und die 16:8 Methode (16 Stunden fasten, 8 Stunden Nahrungszufuhr).

Jo-Jo-Effekt

Schnelle Gewichtszunahme nach Crash-Diäten, bei denen über einen bestimmten Zeitraum zu wenig Kalorien aufgenommen werden.

Kaloriendefizit

Siehe negative Energiebilanz

Keto

Bei der ketogenen Ernährung wird die Kohlenhydratzufuhr so reduziert, dass der Körper beginnt, seinen Energiebedarf vorrangig aus Fett und den daraus im Körper gebildeten Ketonkörpern zu decken.

Komplexe Kohlenhydrate

Langkettige Kohlenhydrate, die einen langsamen und gleichmäßigen Blutzuckeranstieg bewirken. Typische Vertreter sind z. B. Vollkornprodukte, Hülsenfrüchte, Kartoffeln, Haferflocken usw. Sie enthalten wichtige Vitamine, Mineral- und Ballaststoffe und machen lange satt.

Leerkalorien

Umgangssprachlich werden so Lebensmittel bezeichnet, die zwar Energie liefern, aber keine weiteren lebensnotwendigen Nährstoffe enthalten (siehe auch einfache Kohlenhydrate).

Leistungsumsatz

Zusätzlich benötigter Energiebedarf (über den Grundumsatz hinaus) für Muskelarbeit (insbesondere sportliche, aber auch andere Aktivitäten) und für die Regulierung der Körpertemperatur

low carb

Ernährungsform, bei der der Kohlenhydratanteil an der Nahrung deutlich reduziert wird.

Mate-Tee

Traditionelles südamerikanisches koffeinreiches Getränk aus den getrockneten Blättern des Mate-Strauchs

Nahrungsindizierte Thermogenese

Das ist der Energieverbrauch, der durch die Verdauung und Speicherung der aufgenommenen Lebensmittel entsteht.

Nährstoffgehalt

Gibt an, welche Nährstoffe in einem Lebensmittel enthalten sind (Menge und Zusammensetzung). Zum einen die Makronährstoffe (Kohlenhydrate, Fette, Eiweiße) und die Mikronährstoffe (Mineralien und Vitamine).

NEAT

(Non-Exercise Activity Thermogenesis) ist der Kalorienverbrauch bzw. sind die Kalorien, die während nicht-sportlicher Aktivitäten verbrannt werden. Hierzu zählen sämtliche Alltagsbewegungen.

Negative Energiebilanz

Wird über die Nahrung weniger Energie aufgenommen, als der Körper benötigt, spricht man von einer negativen Kalorienbilanz oder einem Kaloriendefizit.

skinny fat

So werden Menschen, vor allem Frauen, bezeichnet, die schlank sind und trotzdem einen hohen Körperfettanteil im Verhältnis zu ihrer Muskelmasse aufweisen. Sie wirken eher untrainiert und haben Fettpölsterchen an den typischen Problemzonen.

Subkutanes Fettgewebe

Ist das Fettgewebe, das direkt unter der Haut sitzt. Deswegen wird es auch Unterhautfettgewebe genannt. Es dient als Energiespeicher und hat zusätzlich die Funktion, den Körper vor Kälte zu schützen. Es ist von außen sichtbar und verteilt sich an den sogenannten Problemzonen wie Hüfte, Bauch, Po, Oberschenkel.

Trainingsreize

Damit ein Muskel oder der gesamte Organismus eines Menschen leistungsfähiger (stärker, schneller, ausdauernder) werden kann, benötigt er regelmäßige Trainingsreize, die mit einer bestimmten Belastung (Training) einhergehen müssen. Was als Trainingsreiz wirkt, ist sehr individuell und vom körperlichen Ausgangsniveau abhängig. So können kleine und neue Bewegungsmuster bei untrainierten Menschen bereits einen Trainingsreiz darstellen und zu einer Verbesserung (körperlichen Anpassung) führen.

Viszeralfett

Ist das tief in der Bauchhöhle eingelagerte Fettgewebe. Es umgibt die inneren Organe, um sie zu schützen. Normalerweise ist es nicht direkt sichtbar, aber ab einem gewissen Überschuss führt es zu einer deutlichen Vergrößerung des Bauchvolumens. Darüber hinaus birgt es ein hohes gesundheitliches Risiko.

Volumetrics-Lebensmittel

Das sind Lebensmittel mit einer geringen Kaloriendichte, aber hohem Volumen. Diese Lebensmittel füllen den Magen, machen sehr satt, und liefern dabei wenige Kilokalorien.

Vorstellungstraining

Methode des mentalen Trainings, die häufig im Leistungssport eingesetzt wird. Alle Handlungs- und Bewegungsabläufe finden durch Visualisierung im Kopf statt und werden durch bewusstes Sich-Vorstellen (ohne praktische Ausführung) trainiert.

worst case

Der schlechteste Fall oder das ungünstigste Ereignis, das in der Zukunft eintreten könnte

Über die Autorin. Also über mich.

Bin ich wirklich ein Quälgeist? Was meinst du, jetzt am Ende des Buches?

Nur raus mit der Sprache. Denn eines bin ich sicher: humorvoll. Mit mir kannst du aber nicht nur scherzen, sondern auch reden. Ernsthaft. Und das meine ich sogar doppeldeutig. Ich mag es, zu kommunizieren und mit Menschen in Kontakt zu stehen. Beruflich und privat. Deswegen war und bin ich auch in Jobs zu Hause, wo ich genau das machen kann. Und mehr: nämlich helfen, unterstützen und beraten.

Am liebsten natürlich in Gesundheits- und Fitnessfragen. Denn da kenne ich mich besonders gut aus. Und das schon seit 2007. Da habe ich mein Hobby zu meinem zweiten Beruf gemacht. Warum? Weil ich gerne 100 Jahre alt werden möchte. Und zwar durch den Reifen springend.

Und weil ich das nicht unbedingt alleine machen will, dachte ich mir, als Trainerin kann ich dich und viele andere am besten anstacheln, es mir gleich zu tun. Zusammen macht alles doch gleich viel mehr Spaß.

Sportlich war ich schon immer. Im Prinzip seit ich laufen kann. Also schon als (kleines) Kind. Es gibt fast keine Sportart, die ich nicht ausprobiert habe. Und ich mag wirklich vieles. Warum soll ich mich festlegen? Oder nicht immer wieder bereit sein, etwas Neues für mich zu entdecken. »Follow The Unknown« ist ein Motto, das ich gerne mag. Nicht nur beim Sport. Denn es hat etwas mit Veränderung, Spontanität und Abenteuer zu tun. Auch das bin ich, und das zieht sich durch mein Leben. Sonst wäre ich heute vielleicht noch in der Modebranche und nicht Personal Trainerin.

Ja, du hast richtig gelesen. Bis zum Jahr 2007 war ich in der Modebranche tätig. Im mittleren Management. Ich habe nämlich einen betriebswirtschaftlichen Background. Du willst aber nicht wirklich alle Stationen wissen? Das ersparen wir uns doch, oder? Auf jeden Fall hat mir diese Zeit ein paar Fähigkeiten beschert, die ich super gebrauchen kann, um einen guten Job als Trainerin und Coach zu machen.

Denn glaube mir, es geht um weitaus mehr, als meinen Klienten zu zeigen, wie sie technisch korrekte Liegestütze hinbekommen.

Motivation ist ein gutes Stichwort. Und häufig ein Knackpunkt. Viele meiner Klienten, aber auch Freunde und Weggefährten sagen, ich sei eine Motivations-Queen. Dann müssen sie wohl Recht haben. Auch wenn das nicht immer stimmt. Ich bin kein Duracell-Hase. Aber ich weiß, wie das immer besser geht mit der Motivation und vor allem, dass sie auch mal Pause braucht. Und gutes Essen.

Gesundes Essen! Aber das weißt du ja, wie ich dazu stehe, wenn du mein Buch gelesen hast. Da haben wir es also: Sport, Ernährung, Motivation – das sind die Felder, auf denen ich mich austobe.

Und sonst so? Puh. Wie viel Platz ist denn noch? Und was wäre interessant zu wissen? Ich hau mal ein bisschen was raus. Staccatoartig:

- Meer geht immer – ich bin ein waschechter Fischkopf, aber nicht stockfischig.
- Könnte ich Tennis (nein, nicht Dennis) heiraten, würde ich es tun.
- Wandern ist des Müllers Lust und Reisen meine!
- In dubio Prosecco – manchmal darf es (nein, muss es) Sekt sein.
- Jetzt muss ich aufhören, sonst gehen die Pferde mit mir durch …

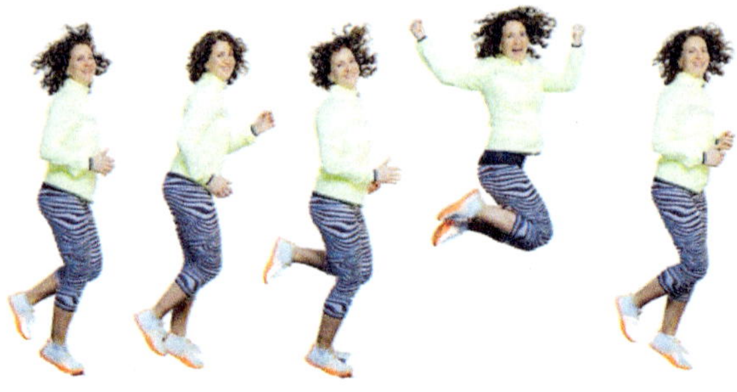

… auf jeden Fall springe ich in die Luft und hoffe, dass du auch noch die letzten Seiten liest.

Mehr von mir

Wenn dir das Buch gefallen hat und du gerne noch mehr über mich erfahren möchtest, freue ich mich tierisch.

Da ich mich auf den unterschiedlichen Plattformen wild austobe, hast du viele Möglichkeiten, mit mir in Kontakt zu treten oder dich zu informieren.

Zum Beispiel auf meiner Webseite: www.birgit-rathay.de
Dort kannst du in meinem Blog stöbern und auch schauen, welche Programme ich anbiete. Und wenn du magst, springst du schnurstracks in meinen Newsletter. Dann verpasst du garantiert nichts. Auch nicht das neue Buch. Habe ich dich neugierig gemacht? Was soll ich sagen: Das war mal wieder pure Absicht.

Du schaust gerne Videos? Ich auch. Genauso gerne drehe ich aber welche. Egal ob Sportübungen, Kochen oder Motivationstipps – auf meinem YouTube Kanal findest du eine große Auswahl https://youtube.com/c/BirgitRathay

Social Media ist deine Welt? Na, dann ab zu Facebook, Instagram & Co
Zur Erinnerung: Mit dem Code 2904 kannst du der geschlossenen Facebook-Gruppe (Gemütlichkeitspfunde ade) beitreten. Toni, ich und viele andere Leser freuen uns auf dich.

Bleiben wir also in Kontakt? Prima. Das finde ich richtig toll.

Danke und (Bitte)

Mein erstes Buch! Ich bin der glücklichste Mensch der Welt und möchte am liebsten dem ganzen Universum danken. Leider würde das die Zeilen sprengen.

Anfangen möchte ich mit dir, **lieber Leser**. Du hast mir dein Vertrauen geschenkt und mein Buch gekauft. Du glaubst gar nicht, wie sehr ich mich darüber freue. Und deswegen: von Herzen danke! Hat dir mein Buch gefallen und vor allem geholfen? Darf ich dich dann um etwas bitten? Eine Rezension bei amazon wäre so cool. Das geht mittlerweile auch ultraschnell mit einer 1-Klick-Bewertung (nein, nicht 1 Stern), wo du gar nichts schreiben musst, wenn du nicht möchtest. Dann aber können Toni und ich leichter den Weg zu all den anderen Lesern finden, die auch ihre Gemütlichkeitspfunde loswerden möchten.

Mit ebenso großer Freude möchte ich auch den Menschen danken, die direkt dazu beigetragen haben, dass mein Buch so toll geworden ist. (Ja, ich liebe es sehr!)

Ohne dich, liebe **Yvonne Kraus**, gäbe es dieses Buch nicht. Meinen Dank für alles (und das war so viel!) kann ich gar nicht in Worte fassen. Ich widme dir dieses Buch. Und das sagt ALLES!

Madeleine Steinbock, was wäre das Buch ohne Toni? Du hast Toni gezeichnet und dafür gesorgt, dass es zwischen den Zeilen immer wieder etwas zum Schmunzeln gibt. Ich bin jedes Mal quietschvergnügt, wenn ich den kleinen Kläffer sehe, und dir unendlich dankbar!

Babs Steinbock, du machst nicht nur mein Leben bunter. Auch Toni ist durch dich ein richtig bunter Hund geworden. Deine Unterstützung in allen Lebenslagen ist einfach unvergleichlich. Danke, dass du immer für mich da bist.

Ein riesengroßer Dank geht natürlich an **meinen Mann** und **meine Familie**, die in den letzten sechs Monaten nicht so viel von mir mitbekommen haben. Auch hier fehlen mir die Worte, um nur annähernd angemessen auszudrücken, wie wertvoll eure Unterstützung war. Das mache ich dafür ganz persönlich!

Printed by Amazon Italia Logistica S.r.l.
Torrazza Piemonte (TO), Italy

33378924R00094